METYLEENI-
SINISEN
KÄYTTÖOPAS

MARK SLOAN

Metyleenisinisen käyttöopas
Alkuperäisteos: THE ULTIMATE GUIDE TO METHYLENE
BLUE, Ramarkable Hope for Depression, COVID, AIDS &
other Viruses, Alzheimer's, Autism, Cancer, Heart Disease,
Cognitive Enhancement, Pain &THE GREAT TRANSITION
TO METABOLIC MEDICINE
Kirjoittaja: Mark Sloan
Copyright © 2021 Mark D. Sloan
Käännös: Tomi Sunel

1.painos 2025

Verlag: BoD · Books on Demand GmbH, In de Tarpen 42,
22848 Norderstedt, bod@bod.de
Druck: Libri Plureos GmbH, Friedensallee 273,
22763 Hamburg
ISBN: 978-3-7693-5646-5
Myynti: https://buchshop.bod.de/

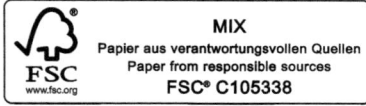

VASTUUVAPAUSLAUSEKE

Kirja ei väitä hoitavansa, parantavansa, arvioivansa tai korjaavansa sairautta, riippuvuutta, vaivaa, vikaa, vammaa tai psyykkistä tilaa. Kirjan sisältämiä tietoja ei tule käyttää minkään lääketieteellisen tilan, sairauden, oireen, aineenvaihduntahäiriön tai minkäänlaisen terveysongelman diagnosoimiseen, hoitamiseen tai parantamiseen. Tässä esitetyt tiedot on tarkoitettu vain opetustarkoituksiin, eikä niitä ole tarkoitettu lääketieteelliseksi neuvonnaksi. Jos sinulla on lääketieteellinen ongelma tai epäilet, että sinulla on sellainen, ota yhteyttä lääkäriisi tai terveydenhuollon tarjoajaan. Muista myös neuvotella lääkärisi tai terveydenhuollon tarjoajan kanssa ennen minkään ravitsemus- tai liikuntaohjelman aloittamista. Kirjoittaja, kääntäjä tai kustantaja ei ota vastuuta mistään vammoista, sairauksista tai haittavaikutuksista, jotka johtuvat tässä esitettyjen tietojen käytöstä tai väärinkäytöstä. Kustantajaa, kääntäjää tai kirjoittajaa ei missään olosuhteissa voida pitää oikeudellisesti vastuullisena tai syyllisenä mihinkään korvauksiin, vahinkoihin tai rahallisiin menetyksiin, jotka johtuvat tämän kirjan tiedoista, joko suoraan tai välillisesti. Lukija on yksin vastuussa kirjan sisältämien neuvojen ja muiden tietojen käytöstä.

Sisällysluettelo

Johdanto

Kirjojen kirjoittaminen ja julkaiseminen on ollut haastavin asia, jota olen koskaan tehnyt; olen kuullut sitä osuvasti verrattavan "sairauden voittamiseen". Se on ehdottomasti eräänlaista uhrautumista, mutta kun kuulen työni auttavan ihmisiä, se on taistelun arvoista.

Jotta hyvät uutiset jatkuisivat, päätin hypätä heti takaisin tuleen ja kirjoittaa toisen kirjan. En ollut varma, mistä kirjoittaisin seuraavaksi ja kysyin lukijoilta, mikä heitä kiinnostaa.

Neljä vaihtoehtoa kirjan aiheiksi olivat akne, eturauhassyöpä, rintasyöpä ja metyleenisininen. Tässä ovat kyselyn tulokset...

Akne	8 %
Eturauhassyöpä	22 %
Rintasyöpä	15 %
Metyleenisininen	40 %

Kuten näet, valtaosa valitsi metyleenisinisen. Itse asiassa se voitti ylivoimaisesti. Mielenkiintoisesti useimmat metyleenisinisen valinneista tiesivät ainoastaan, että se oli aineenvaihduntaterapia, joka muistutti hieman punavalohoitoa.

On selvää, että ihmiset kaipaavat käytännöllisiä ratkaisuja sairauksiin ja ovat valmiita siirtymään epäonnistuneesta geenipohjaisesta hoitomallista aineenvaihduntaan kohdistuviin lääkkeisiin. Onko metyleenisininen yksi näistä lääkkeistä? Pitäisikö ihmisten turvautua metyleenisiniseen, kun he sairastuvat tavalliseen flunssaan? Ja voiko metyleenisinisellä hoitaa joitakin vakavampia sairauksia, kuten Alzheimerin tautia, diabetesta tai syöpää? Nämä ovat vain joitakin monista kysymyksistä, joihin saadaan vastaus tulevilla sivuilla.

Kirja on kolmas osa sarjaa, jossa esitellään turvallisia ja tehokkaita aineenvaihdunnan hoitomuotoja. Punavalohoito ja kylpylähoidot olivat kaksi ensimmäistä ja täydennän trilogian tällä metyleenisinisestä kertovalla kirjalla.

Kun olen luonut korkeatasoisen aineenvaihduntalääkinnän perusteet, käytän näitä tietoja kunkin yksittäisen sairauden käsittelyssä. Hälvennän harhakäsityksiä sairauksien alkuperästä ja varoitan mahdollisista tärkeimpiin lääkkeisiin sekä kirurgisiin toimenpiteisiin liittyvistä vaaroista. Laadin näyttöön perustuvia hoitomenetelmiä, joita voidaan käyttää sairauden taustalla olevaan mitokondrioiden toimintahäiriön parantamiseen.

On ilo esitellä teille tämä teos, joka käsittelee sinisestä väriaineesta tuotettua lääketieteellistä metyleenisinistä. Sen kirjoittaminen on vienyt lähes vuoden ja se on todella ollut rakkauden työtä. Toivottavasti nautitte sen lukemisesta. Kiitän teitä työni tukemisesta.

Väriaine, joka ei kaipaa esittelyä, mutta tässä se on

Haluatko elvyttää sinisen suosikkipaitasi vaalentuneen kankaan? Mikä tahansa sininen väriaine käy. Mutta on olemassa yksi erityinen väriaine, metyleenisininen, jolla voit kohentaa nopeasti terveyttäsi lisäämällä sitä muutaman tipan lasilliseen vettä tai mehua.

Keskustelemme tietysti yksityiskohdista myöhemmissä luvuissa. Ensin haluaisin kertoa metyleenisinisen historiasta ja esitellä asioita, joita se voi tehdä hyväksesi.

Mitä on metyleenisininen?

Metyleenisininen on edullinen sininen väriaine, jonka tutkijat kehittivät 1800-luvulla tekstiiliteollisuutta varten. Sen lisäksi, että se oli yllättäen loistava sininen väriaine kankaille, se havaittiin pian hyödylliseksi myös tieteellisissä laboratorioissa ja lääketieteessä. Väriaineena se auttoi tutkijoita näkemään bakteerit, loiset, hiivat ja muita mikro-organismeja mikroskoopilla. Lisäämällä sinistä väriainetta lasilevyllä oleviin mikro-organismeihin, erottuivat sisäiset rakenteet ja pienet organellit, jolloin tutkijoiden on helpompi nähdä ne. Metyleenisininen on niin luotettava väriaine, että sitä käytetään yhä nykyäänkin laboratorioissa kaikkialla maailmassa. Mikroskooppinäytteiden värjäys on kuitenkin vain jäävuoren huippu siinä, mitä metyleenisininen voi tehdä tieteen ja maailman hyväksi.

Kalojen terveys

Kalaharrastajat ja kalankasvattajat käyttävät rutiininomaisesti metyleenisinistä hoitoaineena kalojen ja vesiekosysteemien pitämiseksi terveinä. Metyleenisinistä pidetään turvallisena akvaarion desinfiointiaineena ja se on tehokas sienten ja parasiittien torjunta-aine. Sitä käytetään myös kalanmädin käsittelyyn, jotta varmistetaan, ettei mäti tuhoudu sienten liiallisen kasvun johdosta. Jokainen, jolla on joskus ollut akvaario tietää, miten herkkiä akvaarioekosysteemit ovat, mikä on osoitus metyleenisinisen turvallisuudesta. Metyleenisinistä voidaan käyttää tiettyjen kalojen sairauksien, kuten nitriittimyrkytyksen, ammoniakkimyrkytyksen, uimarakkohäiriön ja kalojen yleisen stressin hoitoon.

Koirat, kissat, hevoset, lehmät ja siat

Vaikka metyleenisinistä ei olekaan erityisesti hyväksytty eläinten lääkitsemiseen, eläinlääkärit käyttävät sitä yleisesti moniin eläinlajeihin methemoglobinemian [1] ja muiden kemiallisten myrkytysten hoitoon. Myöhemmin teen yhteenvedon eri eläimillä tehdyistä tutkimuksista, jotta näet mihin ongelmiin metyleenisininen tehoaa ja mikä annos on turvallinen ja tehokas.

Kemiallisten myrkytysten vastalääke

Useimmat eivät tiedä, että jos otat yliannoksen lääkettä tai huumausainetta, nielet salakavalaa myrkyllistä fluoridia sisältävää hammastahnaa tai syöt myrkkysieniä, niin metyleenisininen on ensimmäinen hoitokeino, jota lääkärit ja sairaanhoitajat antavat hätätilanteessa. Itse asiassa metyleenisininen on tehokas vastalääke lähes kaikkiin kemiallisiin myrkytyksiin. Lääkkeiden yliannostuksiin ja kemiallisiin myrkytyksiin käytetään sairaaloissa myös aktiivihiiltä ja natriumbikarbonaattia eli ruokasoodaa, josta olen kertonut laajasti kirjassani *Cancer: The Metabolic Disease Unravelled (Syöpä, aineenvaihduntasairauden tarina).*

Malaria parani 48 tunnissa

Metyleenisininen oli ensimmäinen koskaan lääketieteessä käytetty malarialääke ja sillä hoidettiin menestyksekkäästi kaikkia malariatyyppejä 1800-luvun lopulla ja 1900-luvun alussa. Metyleenisininen toimii lamauttamalla malariaa aiheuttavan *Plasmodium falciparum*-loisen ja myös sen lääkkeille vastustuskykyiset muunnokset. Sittemmin metyleenisininen korvattiin muilla malarialääkkeillä ja se unohdettiin joksikin aikaa. Mutta metyleenisinisen viimeaikainen tutkimus on osoittanut, että se voisi olla *tehokkain* koskaan kehitetty malarialääke.

Viruksilla ei ole mahdollisuuksia

Tutkimuksen mukaan monet virukset, joita ihmiset on opetettu pelkäämään, lamaantuvat nopeasti metyleenisinisellä kuten herpes, Länsi-Niilin virus, C-hepatiitti, Ebola, Zika, HIV ja COVID-19. Ehkä kaikkein lupaavin osa on mikrobien vastaisen tehon hätkähdyttävä lisääntyminen, kun metyleenisininen yhdistetään valohoitoon. On käynyt ilmi, että metyleenisinisen ja punaisen sekä lähi-infrapunavalon aallonpituuksien yhdistelmän estävän vieläkin tehokkaammin patogeenien ja haitallisten mikro-organismien selviytymistä. Tarkastelemme myöhemmin perusteellisesti metyleenisinisen tehoa virusinfektioihin.

Aivoja vahvistava voimanpesä

Meillä kaikilla on päiviä, jolloin aivotoimintamme tuntuu hitaalta, hajanaiselta ja sumuiselta. Voiko metyleenisininen parantaa aivotoimintaa ja ajattelua, muistia, tarkkaavaisuutta ja tunteiden hallintaa? Yhä useammat todisteet viittaavat siihen, että se voi. Halusitpa sitten olla tuottavampi, vakaampi tunteiltasi ihmissuhteissasi tai parantaa kykyäsi muistaa nimiä, päivämääriä tai muita tosiasioita ja lukuja, metyleenisininen voi olla sinulle ratkaisevan tärkeä.

Hyvästi masennus

Sen jälkeen, kun COVID-19-pandemia julkistettiin maaliskuussa 2020, ihmisten välinen vuorovaikutus näyttää vähentyneen pysyvästi. Muutos jäljittelee masennusta ja masennus onkin ennätyksellisen korkealla tasolla. Kun otetaan huomioon, että lääkeyhtiöiden nykyisillä masennuslääkkeillä (SSR-lääkkeillä) on usein vammauttavia ja joskus hengenvaarallisiakin sivuvaikutuksia, maailma ei ole koskaan aikaisemmin tarvinnut yhtä kipeästi turvallisia ja tehokkaita keinoja masennuksen perimmäisen syyn lievittämiseksi.

Viimeaikaiset tutkimukset ovat osoittaneet, että yksi annos metyleenisinistä voi poistaa masennuksen oireet joiltakin henkilöiltä kokonaan. Kokemukseni viimeisten 15 vuoden aikana kymmenien eri lääkkeiden ja ravintoaineiden vaikutuksista masennukseen on ollut, että metyleenisininen on vaikuttanut elämääni kaikkein myönteisimmin. Jos joku välttelee masennuksen välttämiseksi tarvittavia sosiaalisia vuorovaikutussuhteita, on pysyvän ratkaisun löytämiseksi muutettava käyttäytymistä. Metyleenisininen saattaa kuitenkin olla hyvä apu, kunnes nuo merkitykselliset suhteet ja ystävyydet on solmittu.

Unohda dementia

Kun olin lapsi, isoisäni sairasti Parkinsonin tautia. Lähellä elämänsä loppua hän ei pystynyt kävelemään, puhumaan tai selviytymään ilman isoäitini jatkuvaa ympärivuorokautista hoitoa. Muistan katselleeni, kun hänet rullattiin pyörätuolissaan olohuoneeseemme viettämään aikaa perheen parissa tietäen, ettei hänellä ollut aavistustakaan siitä, keitä me olimme. Olen yhä surullinen, kun ajattelen sitä. Todellisuudessa on luultavasti miljoonia ihmisiä, jotka kärsivät saman kohtalon liukastuttuaan henkiseen unohdukseen kuten isoisäni. Heidän läheistensä on käytettävä kaikki aikansa heidän hoitamiseensa. Mitä se merkitsisi yhteiskunnalle, jos voisimme lievittää tätä kärsimystä ja jatkuvan hoidon tarvetta?

Viimeaikaiset tutkimukset ovat osoittaneet, että metyleenisininen voi tehokkaasti vaikuttaa aivojen ikääntymisen tunnusmerkkeihin, joita esiintyy Alzheimerin ja Parkinsonin taudin kaltaisissa sairauksissa. Näille sairauksille on yhteistä mitokondrioiden toimintahäiriö, ja solujen häiriintyneen aineenvaihdunnan korjaaminen on metyleenisinisen erikoisalaa. Kuvitelkaa, miten yksilöiden, perheiden ja yhteiskunnan elämänlaatu paranisi, jos dementiaa sairastavat ihmiset pystyisivät yhtäkkiä muistamaan läheistensä kasvot ja säilyttämään jälleen osittaisen itsenäisyytensä. Esittelen myöhemmin tutkimuksen dementian hoitoon käytettävästä metyleenisinisestä.

Syöpäsoluihin ensiksi

Yksi metyleenisinisen sinisen merkittävimmistä ominaisuuksista on sen kertyminen valikoivasti eniten paranemista tarvitseviin soluihin. Metyleenisininen hakeutuu valikoivasti kaikkiin soluihin, jotka poikkeavat erittäin tehokkaasta energia-aineenvaihdunnan muodosta, jota kutsutaan oksidatiiviseksi fosforylaatioksi, mukaan lukien syöpäsolut ja palauttaa ne ennalleen. Tämä tarkoittaa, että mitä sairaampi henkilö on, sitä hyödyllisempi ja syvällisempi hoitotulos metyleenisinisellä todennäköisesti saadaan.

Syövän hoitoa metyleenisinisellä on tutkittu paljon. Tutustumme kiehtovaan tutkimuskokonaisuuteen tulevassa luvussa. Punavalohoidon ja balneoterapian ohella hoito metyleenisinisellä on yksi lupaavimmista metabolisista interventioista syövässä ilmenevien aineenvaihdunnan häiriöiden korjaamiseksi.

Erittäin tehokas energian varastointi

Yksi yllättävä mutta kiehtova kehityskohde metyleenisinisen tutkimuksessa on sen poikkeuksellinen kyky varastoida energiaa ja vapauttaa sitä tarvittaessa. Ominaisuudet ovat ihanteelliset kehitettäessä tehokasta akkua sähkön varastointiin, minkä tutkijat ovat huomanneet.

Hämmästyttävää on, että metyleenisiniakut toimivat lähes täydellisellä hyötysuhteella. Ja kun niitä verrataan paikallisesta kaupasta löytyviin paristoihin, metyleenisiniset "paristot" eivät saastuta, ovat tehokkaampia ja paljon halvempia valmistaa. Orgaanisten metyleenisiniakkujen ylivoimainen tehokkuus ja myrkyttömyys voivat mullistaa energian varastoinnin ja jakelun.

Ei aineenvaihdunnan toimintahäiriöitä

Yksi viime vuosikymmenten merkittävimmistä tieteellisistä löydöistä on, että yli 90 % nykyisistä sairauksista johtuu energian tuotannon ongelmista. Oireita ei voida tarkastella irrallaan aineenvaihdunnasta. Lähes kaikkien sairauksien, myös syövän, geneettistä komponenttia on yliarvioitu huomattavasti. Käytännössä tämä tarkoittaa sitä, että jos jollakin suvun jäsenellä on tai on ollut jokin tietty sairaus, ei muita sukulaisia ole mitenkään geneettisesti määrätty sairastumaan siihen - ja monesti muilla ei edes ole suurentunutta riskiä. Elintapasi ohjaavat elämäsi tapahtumia.

Koska lähes kaikki sairaudet ovat luonteeltaan aineenvaihduntasairauksia, terveyden ja pitkäikäisyyden avain on ymmärtää, miten elimistön aineenvaihdunta toimii ja miten ylläpitää tehokasta energian tuotantoa. Kun solut eivät pysty käyttämään happea, metyleenisininen toimii kuin puuttuva entsyymi, joka palauttaa nopeasti hapetusmetabolian. Tämä perustoiminta selittää pitkän luettelon parantavia hyötyjä, joita metyleenisininen tarjoaa, kaikki käytännössä ilman kielteisiä sivuvaikutuksia. Ei ole vaikea ymmärtää, miksi maailman terveysjärjestö on lisännyt metyleenisinisen välttämättömien lääkeaineiden luetteloonsa.[2]

Viimeinen asia

Kirjan tavoitteena oli luoda kattavin metyleenisinisestä kirjoitettu tietopaketti. Haluan auttaa mahdollisimman monia ihmisiä luotettavalla tiedolla, jotta he tuntevat asiat riittävän hyvin uskaltaakseen päättää omasta terveydestään. Kirja auttaa päätöksessä, haluatko lisätä metyleenisinisen lääkekaappiisi. Se antaa perusteellisen käsityksen olemassa olevasta tieteellisestä ja kliinisestä todistusaineistosta, joka osoittaa, mitä metyleenisininen voi tehdä. Toivon kirjan toimivan ajattomana ja korvaamattomana apuvälineenä pitkälle tulevaisuuteen.

Kun olet lukenut kirjan loppuun, käytä muutama minuutti kirjoittaaksesi nopea ja rehellinen arvostelu Amazoniin. Luen jokaisen arvostelun henkilökohtaisesti ja käytän palautetta tehdäkseni parannuksia kirjaan tulevissa painoksissa. Voit tilata uutiskirjeeni osoitteessa endalldisease.com, josta saat myös kaikki julkaisemani kirjat ja artikkelit sekä kolme ilmaista e-kirjaa rekisteröitymällä.

Lähdetään tutustumaan väriainehoitojen kiehtovaan maailmaan. Aloitetaan!

OSA 1
TYPPIOKSIDI
&
SAIRAUKSIEN
ALKUSYYT

Typpioksidi:
taikaa vai vanhenemista?

*"Vääräkin teoria on parempi,
kuin tietämättömyyden
tunnustaminen"*
Elliot Vallenstein, FT

Metyleenisinisestä kertova tarinamme alkaa molekyylistä, jota usein kehutaan sen "ihmeellisistä hyödyistä". Useimmat sen puolestapuhujat eivät tiedä, että se on itse asiassa ilmansaasteiden myrkyllinen ainesosa, typpioksidi (NO).

Tästä tulee mieleen kuuluisa Karate Kid -elokuva vuodelta 1984, jossa Miyagi opetti oppilaalleen Danielille ensimmäisellä karateoppitunnilla, miten auto pestään ja vahataan. Seuraavilla oppitunneilla Danielille opetettiin, miten hiotaan lattiaa, maalataan aitoja ja pyydystetään kärpäsiä syömäpuikoilla. Ei ollut yllättävää, että Daniel oli hämmentynyt, miksi hänelle opetettiin taitoja, jotka eivät tuntuneet liittyvän lainkaan karateen. Mutta ajan myötä Daniel tajusi, että kaikella oli tarkoitus. Herra Miyagin ainutlaatuinen kamppailulaji opetti Danielille tärkeitä asioita, kuten lihasmuistia, kärsivällisyyttä, keskittymistä ja tarkkuutta, joita hän myöhemmin käyttäisi tullakseen mestariksi taidossaan.

Vastaavasti ei ole mitään keinoa, miten voisit täysin ymmärtää tai arvostaa metyleenisinistä ymmärtämättä ensin typpioksidin roolia terveydessä ja sairauksissa sekä sen yhteyttä kehon aineenvaihduntaan. Siksi olen omistanut kirjan osan 1 typpioksidille ja sairauksien synnylle. Kun ymmärrät typpioksidin fysiologisen roolin elimistössä, selviää myös, miksi metyleenisininen väriaine on loistava tähti lääkkeiden joukossa. Istu siis alas, rentoudu, ota kuppi kahvia ja nauti matkasta.

Viagra käänsi typpioksidin päälaelleen

1980-luvulla ja sitä ennen tutkijat ymmärsivät hyvin, että typpioksidi on myrkyllinen vapaa radikaali, jota esiintyy kaupunkisumussa. Sitten yhtäkkiä, tohtori Raymond Peatin mukaan noin vuonna 1990, tieteellisissä aikakauslehdissä alettiin julkaista joukoittain artikkeleita, joissa väitettiin, että typpioksidi ei ollut ainoastaan turvallinen, vaan myös erittäin hyödyllinen loputtomassa luettelossa sovelluksia, mukaan lukien erektiotoiminta, sydämen toiminta ja aivohalvauksen ehkäisy. Vuonna 1992 typpioksidi (NO) julistettiin "Vuoden molekyyliksi".[3] Typpioksidia koskevan tutkimuksen suuri määrä ja sen arvostus tähän aikaan johtivat siihen, että FDA hyväksyi Viagra-lääkkeen lanseeraukseen erektiohäiriöiden hoitoon vuonna 1996. "Viagra tuli markkinoille ja yhtäkkiä lääketieteelliset julkaisut totesivat, että se on mitä loistavin suojaava aine", Peat sanoi. Lääkeyhtiöt olivat onnistuneet vakuuttamaan tiedemiehille ja suurelle yleisölle, että typpioksidi ei ollut enää myrkyllinen vapaa radikaali, vaan ihmeellinen terveyttä lukemattomilla tavoilla parantava aine, koska ne halusivat markkinoille uuden menestyslääkkeen kerätäkseen sillä valtavat tuotot.

Mutta mitä tekemistä Viagralla on typpioksidin kanssa, saatat kysyä? Viagraa määrätään miljoonille miehille erektiohäiriöiden hoitoon, ja se toimii nostamalla typpioksidipitoisuutta elimistössä. Yksinkertaisesti sanottuna

Viagra on typpioksidiagonisti. Tällainen on typpioksidin ja erektiolääke Viagran välinen yhteys. Mutta miten typpioksidin lisääminen voisi olla hyödyllistä miesten seksuaaliterveydelle, kun sen tiedetään vähentävän hedelmällisyyshormoni testosteronia?[4] Jos typpioksidista on niin paljon hyötyä sydän- ja verisuoniterveydelle, miksi typpioksidin estäjä L-NAME on "hyödyllinen sellaisten potilaiden hoidossa, joilla on refraktorinen kardiogeeninen shokki"? [5] Edelleen miksi typpioksidin alentaminen tuottaa "silmiinpistäviä eloonjäämishyötyjä" keuhko- [6] ja haimasyöpäpotilailla? [7] Kirjoita hakukoneeseen "typpioksidi", ja saat runsaasti tutkimuksia ja tietoa tutkijoilta, lääkäreiltä ja lukuisilta typpioksidilisää ja aihiolääkkeitä myyviltä yrityksiltä, jotka mainostavat NO:ta ihmeaineena, jolla on lähes loputon luettelo hyödyistä. Saatat myös huomata, että noin 95% tiedoista, joita tulee esiin minkä tahansa hakukoneen ensimmäisillä sivuilla kuvaa typpioksidin positiivisessa valossa saaden lukijan luulemaan, että se on yksi eniten terveyttä edistävistä aineista. Mutta syvälle internetin digitaalisen roskakasan alle on kätketty runsaasti päinvastaista näyttöä, joka on paljon vakuuttavampaa ja tieteellisempää.

Tässä luvussa perustelen, että typpioksidi ei ole terveyttä edistävä ihmelääke, kuten lääkeyhtiöiden tutkijat ja typpioksidia tuottavien lisäravinteiden markkinoijat haluavat kaikkien uskovan. Kantani on, että typpioksidi on osa kehon ikääntymiseen liittyvää stressivastetta ja liittyy lähes kaikkiin kroonisiin rappeutumissairauksiin, kuten diabetekseen, syöpään, sydänsairauksiin, aivohalvauksiin ja dementiaan. Jos tämä kappale saa aikaan edes lievää skeptisyyttä typpioksidia koskeviin ennakkokäsityksiin, niin olen onnistunut. Uskomustemme pehmentäminen ja sen myöntäminen, että saatamme olla väärässä, on olennainen ensimmäinen askel, jotta voimme oppia jotain uutta ja edetä totuuden suuntaan.

Jos nyt esittelemäni tiedot ovat ristiriidassa typpioksidia koskevien uskomustesi kanssa, pyydän suhtautumaan niihin avoimin mielin. Jos huomaat jossain vaiheessa olevasi vihainen, haluan muistuttaa sinua siitä, että emme voi saavuttaa tieteellistä edistystä, jos emme tutki uusia ajatuksia. Kokeile tietoa kuin kokeilisit uutta takkia. Tähän sopii sitaatti suurelta filosofilta:

"Oppinut mieli
kykenee pohtimaan ajatusta
hyväksymättä sitä"
Aristoteles

Tätä silmällä pitäen ja uteliaisuuden hengessä esittelen teille typpioksidia vastaan esitetyt syytökset.

Typpioksidi: Myrkyllinen vapaa radikaali

Typpioksidi on merkkimolekyyli, jota ihmiskeho tuottaa luonnostaan, ja sitä esiintyy myös maapallon ympäristössä teollisuuden aiheuttaman saastumisen muodossa. Kemiallisesti typpioksidi on väritön kaasu ja vapaa radikaali. Mikä on "vapaa radikaali"? Hyvä, että kysyit.

Vapaa radikaali on mikä tahansa molekyyli, jolla on pariton määrä elektroneja, mikä tarkoittaa, että se on erittäin aktiivinen reagoimaan muiden kemikaalien ja solurakenteiden kanssa elimistössä. Lähes kaikki tunnetut myrkylliset ympäristökemikaalit ovat myös vapaita radikaaleja, mukaan lukien raskasmetallit, kuten lyijy, alumiini tai arseeni, muoviyhdisteet, kuten bisfenoli A, ionisoiva ja ionisoimaton säteily, jota vauvahälyttimet, internet-reitittimet, kännykät ja röntgensäteet lähettävät, sekä litania erilaisia haitallisia kemikaaleja, joita löytyy saippuoista, shampoista ja deodoranteista, kuten natriumlauryylisulfaatti.

"Vapaat radikaalit ovat pohjimmiltaan ilkeitä pieniä kemikaaleja, jotka varastavat elektroneja elimistön muilta molekyyleiltä aiheuttaen vahinkoa elimistössä", kuvailee tohtori Emma Beckett, molekyyliravitsemusasiantuntija Newcastlen yliopistosta Australiasta. Vapaiden radikaalien ja antioksidanttien välinen tasapaino elimistössä on välttämätön asianmukaisen fysiologisen toiminnan kannalta. Vapaiden radikaalien liialliset pitoisuudet voivat ylittää elimistön kyvyn neutraloida niitä ja aiheuttaa sairauksia kuten syöpä, sydänsairaudet, ajattelun heikkeneminen, näön heikkeneminen sekä lähes kaikki muut sairauksien oireet.

Huomatessaan, että hapettavien vapaiden radikaalien pitoisuus elimistössä kasvaa vähitellen iän myötä, tutkija Denham Harman esitti vuonna 1956 The Free Radical Theory of Aging -teorian. Harmanin teorian mukaan vapaat radikaalit aiheuttavat hapetusstressivaurioiden kertymistä elimistöön, mikä johtaa ikääntymiseen ja kuolemaan. Tällä hetkellä teoriaa tukevat todisteet ovat niin laajoja, että useimmat tutkijat pitävät yhteyttä itsestään selvänä. Vuonna 1998 julkaistussa ikääntymisen vapaita radikaaleja koskevassa tutkimuksessa typpioksidia nimitettiin "vahingolliseksi hapettimeksi". Sanottiin, että typpioksidisyntaasi (iNOS) - ensisijainen entsyymi, joka stimuloi typpioksidin tuotantoa - on nähtävä "vahingollisten hapettimien mahdollisena lähteenä". Tutkijat mainitsivat myös sen, että "NO reagoi hapen O_2 kanssa muodostaen peroksinitriittiä (ONOO⁻), joka on voimakas hapetin." [8]

Typpioksidin kaltaisten hapettimien vastakohta ovat antioksidantit. "Antioksidantit ovat ainoita aineita, jotka voivat luovuttaa elektronin kyseiseen reaktioon ilman, että niistä tulee itse vapaita radikaaleja. Ne siis pysäyttävät negatiivisen ketjureaktion,"[9] totesi tohtori Beckett.

Toisin sanoen antioksidantit luovuttavat epäitsekkäästi elektronin hapettimille, mikä estää niitä varastamasta elektronia terveiltä soluilta tai kudoksilta. Tuloksena on, että elimistö on kemiallisesti vakaa. C- ja E-vitamiini ovat kaksi esimerkkiä antioksidanteista, jotka voivat suojata meitä ympäristökemikaaleilta. Yksi vähemmän tunnettu esimerkki antioksidantista on virtsasta löytyvä urea.[10] Tämän vuoksi roomalaisen runoilijan Ovidin kuvauksen mukaan naiset ovat vuosituhansien ajan suihkuttaneet muulin virtsaa kasvoilleen nuorekkaamman ihon saamiseksi (Onko se mielestäsi ällöttävää? Vilkaise kasvovoiteesi pullon ainesosaluetteloa. Jos se on laatutuote, se sisältää todennäköisesti ureaa).

Tiivistäen asiat yhteen lauseeseen: vapaat radikaalit aiheuttavat vaurioita, ja antioksidantit suojaavat vaurioilta. Kuten useimpien asioiden kohdalla, liika voi aiheuttaa haittaa, joten jälleen kerran tasapaino on avainasemassa.

Palataan nyt takaisin typpioksidiin. Kun otetaan huomioon, että useimmat ihmiset altistuvat päivittäin liialliselle määrälle vapaita radikaaleja ruoassa, vedessä, ilmassa, muovissa ja hygieniatuotteissa olevien ympäristökemikaalien muodossa - kuulostaako hyvältä ajatukselta lisätä vapaiden radikaalien määrää elimistössä ottamalla typpioksidia edistäviä lääkkeitä tai lisäravinteita, kuten Viagraa tai L-arginiinia?

Typpioksidi kehonrakennuksessa

Kehonrakennusmaailma on jo vuosikymmenien ajan suosinut typpioksidia sen kyvyn vuoksi laajentaa tai rentouttaa ahtautuneita verisuonia väittäen, että "ravinteiden ja hapen kuljetuksen lisääntymisen ansiosta pystyt harjoittelemaan pidempään riippumatta siitä, mitä urheilua harrastat". Näin kirjoitti Casey Walker blogissaan *Myprotein*. Bodybuilding.com sivuston artikkeli tarjoaa "116 verisuonet laajentavaa syytä käyttää typpioksidia lisääviä ravinteita", mm:

1. Nopeampi palautuminen

2. Vähentynyt väsymys toistojen aikana

3. Parantunut kestävyyssuorituskyky

4. Lisääntynyt energian saatavuus

5. Lisääntynyt glukoosin käyttö

6. Lisääntynyt lihaspumppu

Kaikki nämä hyödyt kuulostavat fantastisilta, mutta haluan muistuttaa, että tässä puhutaan myrkyllisestä ilmansaasteesta! Miten myrkyllinen vapaa radikaali, joka sisältyy bensakäyttöisen maasturin pakokaasuputkesta ulostulevaan paksuun savusumuun, voisi olla hyödyksi lihasten suorituskyvylle ja palautumiselle?

Pelkästään se, että "lisääntynyt lihaspumppu" on osa tuota luetteloa, pitäisi riittää hälytysmerkiksi siitä, onko se fysiologisesti hyödyllistä. Tulehtuneiden ja kireiden lihasten tunne, josta Arnold Schwarzenegger on keksinyt termin "pumppu", johtuu solujen lisääntyneestä maitohappotuotannosta. Maitohappotasojen kohoaminen on juuri päinvastaista, kuin mitä haluamme lihasten suorituskyvyn ja terveyden kannalta. Maitohapon tiedetään vaimentavan immuunijärjestelmää [11], lisäävän stressihormonien, kuten kortisolin [12] vapautumista sekä vähentävän hiilidioksidin tuotantoa, mikä aiheuttaa verisuonten supistumista ja edistää voimakkaasti syövän kasvua ja etäpesäkkeiden muodostumista.[13]

Haluaisin vielä valaista hieman typpioksidia koskevien väärinkäsitysten vaikutusta kehonrakennusmaailmaan. Koska lääkeyhtiöt ovat vääristelleet tiedettä ajaessaan erektiolääkkeen läpi FDA:n hyväksymisprosessista, markkinoilla on satoja, ellei jopa tuhansia erilaisia väitetysti "suorituskykyä parantavia" kehonrakennusvalmisteita, jotka sisältävät aminohappo arginiinia. Kuluttamalla enemmän arginiinia, joko ruoan tai lisäravinteiden, kuten puhtaan arginiinijauheen tai runsaasti arginiinia sisältävien punajuurten muodossa, saadaan lähtöaineet, joista tuotetaan typpioksidia, mikä lisää kehon tuottaman typpioksidin määrää. Monet kehonrakentajat kuluttavat näitä tuotteita uskoen tekevänsä itselleen palveluksen ja parantavansa harjoituksiaan, mutta valitettavasti he ovat langenneet vaaralliseen myyttiin.

Jokaisen joka luulee, että NO on hyväksi liikunnalle, lihasten suorituskyvylle tai seksuaaliselle toiminnalle, pitäisi katsoa seuraava tutkimus vuodelta 2015, joka osoittaa, että kohonnut typpioksidi hillitsee voimakkaasti testosteronia.[14] Kokeessa tutkijat tarkastelivat nikotiinin vaikutuksia urosrottien testosteronitasoihin. Yksi ryhmä rottia sai nikotiinia, ja toinen ryhmä sai nikotiinia ja typpioksidin estäjää nimeltä L-NAME. Rotat arvioitiin 30 päivän kokeen jälkeen ja niiden testosteronitasot mitattiin. Tutkimus osoitti, että testosteronin määrä *väheni merkittävästi* niillä, joka saivat pelkkää nikotiinia. Mutta ryhmässä, joka sai sekä nikotiinia että typpioksidin estäjää, testosteronitasot olivat huomattavasti korkeammat. Toisin sanoen nikotiinin stimuloima kohonnut typpioksidi vähensi testosteronitasoja. Kun nikotiinin lisäksi otettiin typpioksidin estäjää, testosteronitasot säilyivät ennallaan.

Toinen koe, jossa tarkasteltiin erityisesti typpioksidin vaikutuksia steroidogeneesiin, päädyttiin samankaltaiseen tulokseen.[15] Jos siis haluat, että kehosi tuottaa riittävästi testosteronia, olipa kyse sitten kehonrakennuksesta tai yleisestä terveydestä, on tärkeää noudattaa näitä strategioita:

- Syö nitraatitonta lihaa

- Syö vihanneksia, joita ei ole lannoitettu runsaasti typellä

- Vältä kehonrakennuksen lisäravinteita, jotka sisältävät typpioksidin esiasteita, kuten arginiinia (ja Viagraa)

Toinen typpioksidin esiaste, jota mainostetaan voimakkaasti kehonrakennusmaailmassa, on aminohappo sitrulliini. Kun sitrulliinia on nautittu, se lähetetään munuaisiin, jossa se muunnetaan NO:n esiasteeksi arginiiniksi, jota sitten käytetään syntetisoimaan lisää NO:ta. Siksi sitrulliinilisien käyttö voi aiheuttaa saman biologisen onnettomuuden kuin arginiini tai Viagra stimuloimalla ylimääräisen NO:n tuotantoa.

Viagra: Kuinka *kova* näyttö on?

Viagra on lääke, jota käytetään erektioiden aikaansaamiseksi miehillä, joilla on siinä vaikeuksia. Tämä on hauska ja jännittävä keskustelunaihe, koska erektiot johtavat seksiin, ja seksi johtaa orgasmeihin - ja kukapa ei rakastaisi hyvää orgasmia? Se on kiistatta kaikista inhimillisistä kokemuksista nautinnollisin, ainakin fyysisesti. Viagra-lääkkeen ottaminen on ihan hauskaa, mutta kannattaako sen takia menettää elämä?

"Varoitus miehille: Erektiolääkkeet saattavat tappaa" -otsikko on yhdysvaltalaisen kirjailijan ja terveystoimittajan Michael Castlemanin artikkelista, jossa hän paljastaa Viagran sekä kahden muun markkinoilla olevan typpioksidia tuottavan erektiolääkkeen, Cialiksen ja Levitran, potentiaaliset vaarat. Castleman kirjoittaa: "Food and Drug Administration (FDA), maan lääketurvallisuuden valvoja, hyväksyi kolme tärkeintä erektiolääkettä 'turvallisiksi'. Mutta ovatko ne sitä? Eivät aivan. Tuoreen tutkimuksen mukaan erektiolääkkeiden sivuvaikutukset vuosikymmenen aikana vuodesta 1998 (jolloin Viagra hyväksyttiin) aina vuoteen 2007 asti, Viagra on ollut osallisena ainakin 1 824:ssä kuolemantapauksessa, jotka johtuivat pääasiassa sydänkohtauksista. Cialis (hyväksytty vuonna 2003) on yhdistetty 236 kuolemantapaukseen ja Levitra (2003) 121 kuolemantapaukseen. Lisäksi nämä kolme lääkettä näyttävät aiheuttaneen tai vaikuttaneen merkittävästi ainakin 2 500 ei-kuolemaan johtaneeseen sydänkohtaukseen ja muuhun mahdollisesti vakavaan sydänongelmaan ja yli 25 000 muuhun mahdollisesti vakavaan haittaan, muun muassa minihalvauksiin, näön heikkenemiseen ja kuulon heikkenemisteen."

Castleman jatkaa paljastamalla "likaisena salaisuutena" FDA:lle esitettyjen turvallisuustutkimusten osalta, että tutkimukseen osallistujia oli vain muutama tuhat. "Jos lääke tappaa vaikkapa yhden ihmisen 150 000:sta, kyseinen haittavaikutus ei todennäköisesti näy hyväksyntää edeltävissä tutkimuksissa." Tästä seuraa, että kun Viagran kaltaisesta lääkkeestä tulee myyntimenestys ja sitä käyttävät miljoonat miehet, monet heistä kuolevat siihen.

Pian Viagran käytön alkamisen jälkeen vuonna 1998 kuolemia alkoi tulla. Monet kuolleista miehistä saivat kaksinkertaisen NO-annoksen ottamalla Viagraa samaan aikaan, kun he käyttivät nitraattilääkettä nitroglyseriiniä. Tiedämme, että nitraatit muuttuvat typpioksidiksi, kun ne ovat elimistössä, joten näiden kahden lääkkeen samanaikaisesta annostelusta johtuva massiivinen hautajaisten piikki on todiste siitä, kuinka fysiologisesti tuhoisa typpioksidi voi olla.

Castleman jätti kuitenkin mainitsematta artikkelissaan typpioksidin erityiset vaikutukset elimistössä, joista hän ei todennäköisesti tiedä. On ehdottoman tärkeää, että Viagraa ymmärretään sen typpioksidiagonistina toimimisen näkökulmasta, koska se on juuri se mekanismi, jonka avulla erektiolääkkeet tappavat ihmisiä.

Viagra teki typpioksidista kuuluisan *kovana* erektiokemikaalina, mutta siihen liittyvien sivuvaikutusten luettelo tekee sen ottamisesta *pehmeän*: Lyhytaikaisia haittavaikutuksia ovat sydänkohtaukset ja/tai aivohalvaukset. [16] Kroonisesti kohonnut typpioksidi aiheuttaa pitkällä aikavälillä sydän- ja verisuonitauteja,[17] multippeliskleroosia, [18] Alzheimerin tautia ja muita neurodegeneratiivisia dementioita.[19] Lisäksi Harvardin tutkijoiden hiljattain tekemä tutkimus osoitti, että ihosyövän riski kasvaa dramatisesti Viagran käytön jälkeen. Yli 25 000 miehen seurannan jälkeen Viagran käyttäjillä oli 84 % suurempi todennäköisyys sairastua melanoomaan, jota pidetään ihosyövistä vaarallisimpana.[20]

On vielä yksi viimeinen ja erityisen vastenmielinen Viagran mahdollinen sivuvaikutus, josta koen velvollisuudekseni kertoa miehille. Itse asiassa ottaisin luultavasti tikkaat, kiipeäisin katolle ja huutaisin tämän, jos uskoisin, että sillä olisi merkitystä.

Pysyvä erektio: Impotenssi ja amputaatio

Pysyvä erektio voi alkaa jo yhden Viagra-annoksen ottamisen jälkeen. Vain yksi annos, ja hauskan illan jälkeen erektiosi ei katoa tuntikausiin tai joskus jopa päiviin.[21] Kuulostaa unelmien täyttymykseltä, eikö? Väärin!

"Joissakin tapauksissa uhrit ovat kärsineet kivuliaista erektioista useita tunteja ja ovat tarvinneet sairaalahoitoa. Jos erektio kestää yli kuusi tuntia, se voi rajoittaa verenkiertoa peniksen intracavernosaaliseen sileään lihakseen, joka helpottaa erektioprosessia ja aiheuttaa pysyviä vaurioita", sanoo tohtori Roger Kirby.[22] Tätä pitkittyneen erektion tilaa kutsutaan priaprismaksi, joka saa alkunsa siitä, että häiriintynyt verenkierto leviää peniksestä niin pitkälle, että kudokset tukehtuvat ja seuraa peniksen kuolio. Peniksen kuolio on vakava tila, jossa iho turpoaa kivuliaasti ja muodostaa rakkuloita, jotka voivat rikkoutua. Jopa mätää voi tulla esiin peniksen kuolion aikana.

Independent-lehdessä julkaistussa artikkelissa kerrotaan kolumbialaisen miehen karmeista kokemuksista, kun hän otti Viagraa tehdäkseen vaikutuksen tyttöystäväänsä.[23] Gentil Ramirez Polania, 66-vuotias, otti erektiolääkettä ennen tärkeitä treffejään, ja juhlien jälkeen hänen erektionsa ei lähtenyt pois. Itse asiassa se kesti useita päiviä. Kun Polania lopulta meni sairaalaan valittaen kipua, lääkärit totesivat, että hänen peniksensä oli tulehtunut, murtunut ja siinä oli merkkejä kuoliosta. "Pyrkiessään estämään kuolion leviämisen muualle miehen kehoon lääkärit sanoivat, ettei heillä ollut muuta vaihtoehtoa kuin poistaa miehen penis", artikkelissa kerrotaan.

Typpioksidi ja verisuonten laajeneminen

Yksi typpioksidin kannattajien väittämä hyöty on sen verisuonia laajentava vaikutus, mikä tarkoittaa, että se rentouttaa verisuonten sisäisiä lihaksia, mikä lisää verenkiertoa sitä tarvitseviin kehon kudoksiin. Tämä on tärkein argumentti sen teorian puolesta, että typpioksidista on hyötyä elimistölle. Tähän ilmiöön liittyy kuitenkin mielenkiintoinen paradoksi. Pieninä määrinä typpioksidin laajentavat vaikutukset voivat todellakin olla hyödyllisiä, mutta useimmat typpioksidilisän kannattajat eivät ymmärrä, että liiallisessa määrin se voi aiheuttaa monia häiriöitä ja oireita.

Useimmat tutkijat ajattelevat kehoa mekaanisesti ja näkevät hyvää kaiken, mikä voi lisätä verisuonten laajenemista. Heidän ajatteluprosessinsa menee jotakuinkin näin: Sydän- ja verisuonisairauksissa verisuonet ovat ahtautuneet, joten verisuonten ahtautuminen on huono asia! Typpioksidi saa verisuonet laajenemaan, joten päätellään, että typpioksidi on hyvä!". Rehellinen väärinkäsitys fysiologiasta? Enimmäkseen. Usko dogmaan, jonka mukaan typpioksidi on ihmeellinen ikääntymistä estävä molekyyli, vahvistuu, kun tutkijat havaitsevat sen välittömät verisuonia laajentavat vaikutukset. Mutta kuten aiemmin mainittiin, verisuonten laajeneminen ei ole aina hyvä asia.

"Ajatuksena on, että jos verisuonten halkaisijaa kasvatetaan lisäämällä typpioksidia, aivojen vanheneminen saadaan pysäytettyä lisäämällä verenkiertoa. Aivoja todellakin auttaa, kun niiden läpi kiertää enemmän verta, mutta ongelmana on, että typpioksidi estää samalla hapen käyttöä, joten se jäljittelee shokkitilaa. Esimerkiksi kirroosissa verenkierto on liioiteltua, mutta sitä ei käytetä, koska (typpioksidin kaltaiset) asiat estävät hapettavien entsyymien toiminnan."

Tri Raymond Peat

Typpioksidin paradoksi verisuonia laajentavana aineena on, että se saa verisuonet laajenemaan ja se lisää hapen kulkeutumista hapen puutteessa olleille alueille. Samalla se myös estää näiden solujen kykyä käyttää happea. Samalla tavalla kuin syanidi tai hiilimonoksidi, myös typpioksidi "sammuttaa" hapenkäytön sitoutumalla peruuttamattomasti suoraan solujen mitokondrioissa olevaan kriittiseen hengitysentsyymiin, sytokromi-c-oksidaasiin (CCO).[24] CCO on tärkeimpiä aineenvaihdunnan entsyymejä elektroninkuljetusketjussa, koska se katalysoi hapettavan fosforylaation viimeistä vaihetta ja on suorassa vuorovaikutuksessa hapen kanssa. Typpioksidin aiheuttaman CCO:n eston seurauksena solujen energiantuotanto vähenee.

Ahtautuneita verisuonia voi epäilemättä olla korkeasta verenpaineesta kärsivillä ihmisillä ja korkea verenpaine on edellytys komplikaatioille, kuten sydänkohtaukselle tai aivohalvaukselle. Mutta kun verisuonet ovat ahtautuneet, typpioksidin lisääminen ei ole ratkaisu. On käynyt ilmi, että typpioksidi on elimistön varamekanismi verisuonten laajentamiseksi stressin aikana, ja elimistöllä on oma, paljon turvallisempi tapansa säädellä tätä prosessia.

Hiilidioksidi: verisuonten laajentaja

"Hiilidioksidi levittää suojaavat siipensä kehon hapensaannin ylle."
Professori Johannes Miescher, 1885

Toisin kuin typpioksidin puolustajat uskovat, kehon ensisijainen verisuonia laajentava ja rentouttava tekijä ei ole typpioksidi, vaan toinen molekyyli: hiilidioksidi (CO_2), joka tekee työn paljon turvallisemmin ja tehokkaammin. Asia voidaan kuvata niin, että typpioksidi on elimistön hätätilanteessa käyttämä verisuonia laajentava korvaava aine silloin, kun hiilidioksidia ei ole saatavilla.

Terveydenhuoltoalalle suuntautuville opiskelijoille opetetaan lähes aina, että hiilidioksidi on solujen aineenvaihdunnan "jäte". Hiilidioksidi on kuitenkin kaukana jätetuotteesta, sillä se on niin välttämätön terveydelle, että tutkija Kyle Mamounis kutsuu sitä soluaineenvaihdunnan "tuotteeksi". Korkea hiilidioksidipitoisuus elimistössä johtaa siihen, että verisuonten riittävä laajeneminen ja rentoutuminen pysyy yllä ja hiilidioksidi on myös suoraan vastuussa hapen kuljettamisesta soluihin *Bohr-ilmiön* avulla. Eräässä tutkimuksessa havaittiin, että tarkoituksellisesti hengitetyn hiilidioksidin havaittiin kumoavan keuhkoverenpaineen aiheuttaman hapenpuutteen (hypoxia).[25] Toisin sanoen ilman riittävää hiilidioksidipitoisuutta elimistö ei voi käyttää happea.

"Tietävätkö ihmiset, että terveytemme riippuu kehon hiilidioksidipitoisuudesta?"

Tri Alina Vasiljeva ja Tri David Nias

Yksi avain hiilidioksidin rauhoittavan ja rentouttavan vaikutuksen fysiologiseen ymmärtämiseen on, että synnyttyään solujen mitokondrioissa se vetää mukanaan kalsiumia ulos solusta verenkiertoon. Jatkuva hiilidioksidin virtaaminen ja kalsiumin poistuminen soluista auttaa tasapainottamaan veren pH-arvoa ja on välttämätöntä, jotta kehon aineenvaihdunnan "hammaspyörät" pysyvät "öljyttyinä" ja tehokkaasti "pyörivinä". Typpioksidi ja hiilidioksidi voivat molemmat poistaa kalsiumia soluista, mutta typpioksidi voi aiheuttaa haittoja myrkyllisyytensä ja mitokondrioiden hengitystä estävien vaikutustensa kautta.

Typpioksidihypoteesi ikääntymisestä

Yksi kaikkein raskaimmista tutkimuksista, joka on koskaan tehty typpioksidia koskevan väärän tiedon vyöryviä hyökyaaltoja vastaan, on nimeltään "The Nitric Oxide Hypothesis of Aging" (typpioksidihypoteesi ikääntymisestä). Tutkimuksessa Louisianan valtion yliopiston tutkijat esittävät, että typpioksidi on ikääntymisen *ensisijainen syy* ja se aiheuttaa vaurioita kirjaimellisesti kaikille kehon elimille, erityisesti aivoille ja sydämelle.

"Ikääntymisen neurobiologiaa ja neuroendokrinologiaa käsittelevässä kolmannessa kansainvälisessä symposiumissa, McCann (1997) esitti todisteita siitä, että vapaan radikaalin, typpioksidin, liiallinen tuotanto keskushermostossa ja siihen liittyvissä rauhasissa, kuten käpylisäkkeessä ja aivolisäkkeen etuosassa, saattaa olla tärkein tekijä näiden rakenteiden vanhenemisessa. Todisteita tämän hypoteesin puolesta on kertynyt nopeasti."

Sairauksille ja ikääntymiselle on ominaista tehokkaan solujen energia-aineenvaihdunnan heikkeneminen elimistön solujen sisällä. Typpioksidin voimakkaat soluaineenvaihduntaa hillitsevät vaikutukset selittävät, miksi se on niin hallitseva kudosten vanhenemisen edistäjä. Venäläinen terveystutkija Georgi Dinkov kuvaa siirtymistä terveydestä sairauteen ja rappeutumiseen typpioksidin näkökulmasta:

"Aivan kuten stressihormonit, NO voi lyhyellä aikavälillä olla hyödyllistä estämällä suoran iskemian [täydellinen hapen menetys], mutta kun korkea taso muuttuu krooniseksi, alkaa yleinen sopeutumisoireyhtymä, termi, jonka Hans Selye keksi. Silloin, kun tämä stressin biomarkkeri, jonka piti kohota vain lyhyellä aikavälillä, kohoaa kroonisesti ja keho alkaa sopeutua siihen. Periaatteessa kroonisessa hypoksiassa keho sanoo, että EI, ei riitä, mitä muuta minun pitäisi tehdä verenkierron lisäämiseksi? NO ja laktaatti ovat kaksi voimakkainta angiogeneesin eli uusien verisuonten muodostumisen stimulaattoria. Kun elimistösi pitää parantaa haava, angiogeneesi olisi hyvä asia, mutta kroonisesti angiogeneesi on yksi ensisijaisista mekanismeista syövän kehittymisen ja leviämisen taustalla."

Jos typpioksidihypoteesi ikääntymisestä on oikeassa, typpioksidin vähentäminen elimistössä on tehokkain kohde ikääntymisen ja kudosten rappeutumisen pysäyttämiseksi.

Nyt olisi hyvä aika myös mainita, että kahvin sisältämä kofeiini, josta puhuin tämän luvun alussa, estää typpioksidia. [26]

Nykyaikainen lääketiede menee harhaan, kun se pyrkii nostamaan NO-tasoja, kunnes ne vaikuttavat suoraan patologiaan. Itse asiassa, vaikka typpioksidin alkuperäinen vaikutus voi olla verisuonia laajentava, liiallinen typpioksidi aiheuttaa nopeasti päinvastaisen vaikutuksen, joka tunnetaan nimellä verisuonikouristus, vasokonstriktio. Seuraavaksi täydellinen (mutta traaginen) esimerkki, joka havainnollistaa tätä tärkeää seikkaa.

Viagratutkimus tappaa 11 vauvaa

Viagran kokeileminen raskaana olevilla naisilla on yksi järkyttävimmistä ja vaarallisimmista lääketieteellisistä fiaskoista, joihin olen törmännyt koko tutkimustyöni aikana. Miksi kukaan haluaisi antaa raskaana olevalle naiselle erektiolääke Viagraa!? Kävi ilmi, että käytäntö, jossa raskaana oleville naisille annetaan typpioksidia edistävää Viagra-lääkettä, on yllättävän yleinen ja hyväksytty useimmissa maissa käytettäväksi "kohdun ja istukan verenkierron, sikiön kasvun ja vauvan kehityksen parantamiseksi".[27] Tämä on klassinen esimerkki siitä, että tutkijat, jotka on opetettu pitämään typpioksidia verisuonia laajentavana aineena, ajattelevat, että enemmän on parempi. Mutta traagiset tulokset vuonna 2018 tehdystä hollantilaisesta kliinisestä kokeesta, jossa Viagraa annettiin raskaana oleville naisille heidän sikiöidensä kasvunopeuden parantamiseksi, ovat osoittaneet muuta. CNN raportoi...

"Puolet tutkimukseen osallistuneista 183 äidistä hoidettiin sildenafiililla eli viagralla, kun taas toinen puoli sai lumelääkettä. Hoitohetkellä äidit eivät tienneet, mitä hoitoa he saivat, mikä on tavallista kliinisissä tutkimuksissa."

"93 naista hoidettiin lääkkeellä, ja 90:lle annettiin lumelääkettä. Lääkkeellä hoidettujen naisten 19 lasta kuoli, joista 11 keuhkosairauden vuoksi. Kuusi vauvaa syntyi keuhkosairauden kanssa ja jäi henkiin. Vertailun vuoksi yhdeksän lumelääkettä saaneen naisen synnyttämää lasta kuoli, mutta yhdelläkään heistä ei ollut keuhkosairautta. Kolme keuhko-oireista vauvaa syntyi naisille, joita hoidettiin lumelääkkeellä ja he kaikki jäivät henkiin."

Tohtori Mohan Pammin mukaan toivottiin, että lääke "avaisi joitakin istukan verisuonia" ja auttaisi siten sikiön kasvua. Sen sijaan hollantilaiset tutkijat havaitsivat, että Viagra aiheutti vauvoille verisuonisairauden keuhkoissa ja lisäsi niiden kuolemanriskiä syntymän jälkeen. "Sairaus on pohjimmiltaan eräänlainen korkea verenpaine keuhkoissa", kirjoittivat Debra Goldschmidt ja Michael Nedelman CNN:n artikkelissa. Edellinen lainaus korostaa sitä uskomatonta ironiaa, joka liittyy typpioksidin antamiseen vasodilaattorina. Sen sijaan, että se laajentaisi verisuonia pysyvästi, mikä alentaisi verenpainetta, typpioksidin aiheuttama hetkellinen verisuonten laajeneminen korvautui nopeasti verisuonten supistumisella ja verenpaineen nousulla, mikä johti suoraan vauvojen kuolemaan.

Kliinisessä tutkimuksessa käytetyn Viagran oli valmistanut lääkeyhtiö Pfizer. Tutkimuksen jälkeen Pfizerin tiedottaja

Dervila Keane kirjoitti sähköpostitse, että tutkimus oli "tutkijan aloittama tutkimus, eikä Pfizerilla ole osuutta tutkimukseen". Keane siirsi kaikki kysymykset ja vastuun tutkimuksen tekijöille.

Ehkä kaikkein järkyttävintä ja hämmästyttävintä tässä tarinassa on se, että Viagran käyttö raskaana oleville äideille jatkuu tänäkin päivänä. Luulisi, että 11 vauvan traaginen menetys saisi tutkijat lopettamaan Viagran käytön odottaville äideille (puhumattakaan siitä, että he kyseenalaistaisivat uskomuksensa typpioksidin fysiologisesta roolista kehossa). Mutta sen sijaan, että tutkijat olisivat myöntäneet, että typpioksidi ei luultavasti olekaan se ihmeellinen molekyyli, josta heille on kerrottu, he syyttivät kuolemantapauksista väärää annostusta ja jatkavat kokeilujaan raskaana olevilla äideillä vielä tänäkin päivänä. Milloin me opimme!?? Vakavasti.

Ebola, vuotavat silmät ja typpioksidi

Vuonna 1995 ilmestyneessä menestyselokuvassa Outbreak (Tartunta) kalifornialainen pikkukaupunki asetetaan karanteeniin, kun se joutuu Ebolan kaltaisen tartunnan keskipisteeksi. CDC:n ja sotilaslääketieteen tutkijoiden tehtävänä on eristää ja hoitaa tartunnan saaneita ihmisiä, joilla on kaikki Ebola-viruksen klassiset oireet, mukaan lukien verenvuoto kaikista ruumiinaukoista juuri ennen kuin he kuolevat.

Ebola-virustartunnan loppuvaiheessa verisuonten pienet vuodot aiheuttavat veren tihkumisen uhrin kehon kaikista aukoista, minkä jälkeen verenpaine laskee nopeasti ja potilas joutuu väistämättä sokkiin.

Teksasin yliopiston immunologi Thomas Geisbert raportoi yllättävästä seikasta, jota harva tietää: Ebola-potilasta ei tapa virus, vaan "sytokiinimyrsky" (signaali, joka saa immuunijärjestelmän laukaisemaan koko asearsenaalinsa kerralla), jonka elimistön immuunijärjestelmä vapauttaa eliminoidakseen potilaan tappavan infektion.[28] Arvaatko, mikä on se sytokiinimyrskyn vapauttama päätekijä, joka aiheuttaa verisuonten vuotamisen ja verenvuodon Ebola-uhreissa.

"Tutkimukset osoittavat, että jos Ebola-potilaat kuolevat, heidän typpioksidipitoisuutensa on hyvin korkea, mikä aiheuttaa heidän verisuontensa vuotamisen, jolloin veri vuotaa kaikista kehon aukoista."
Tri Raymond Peat

Ebola-viruksen puhjetessa Ugandassa vuonna 2000 tutkijat ottivat ja analysoivat potilaiden verinäytteitä tutkiakseen geenien ilmentymistä, antigeenitasoja ja typpioksiditasoja. Tutkimuksessa havaittiin, että "veren typpioksidipitoisuudet olivat paljon korkeammat kuolemaan johtaneissa tapauksissa (lisääntyen taudin vakavuuden myötä)."[29]

Jos typpioksidi on vastuussa Ebolan uhreilla nähdystä verenvuodatuksen kauhusta, uskotko yhä, että se on parantava ihmelääke?

Johtopäätös

Päinvastoin kuin yleinen uskomus ja lääketieteellinen dogmi, typpioksidi NO ei ole se ihmeellinen molekyyli, miksi sitä yleisesti luullaan. Viagran kaltaisten typpioksidia edistävien lääkkeiden aiheuttamat monet tragediat osoittavat selvästi, että liiallinen typpioksidi tuhoaa terveyttä ja ihmishenkiä.

Mielikuva typpioksidista syntyi, kun lääkeyhtiöt syntetisoivat lääkkeen, jonka he uskoivat hyödyttävän miehiä, jotka kamppailevat saadakseen erektion. Teollisuuden rahoittama propaganda sai tämän ajattelutavan liikkeelle. Sitten tiedemiesten pelkistävä ajattelutapa, jossa keho nähdään pikemminkin osista koostuvana koneena kuin dynaamisena itsesäätelyyn, paranemiseen ja uudistumiseen kykenevänä elävänä organismina vauhditti ajatusta siihen pisteeseen, jossa olemme nyt. Koko yhteiskunta hyväksyy nyt valheen itsestäänselvyytenä.

Useimmat tutkijat pitävät verisuonten laajenemisen havaitsemista erillisenä asiana hyödyllisenä. Mutta kun tarkastellaan koko organismia kokonaisvaltaisesti, käy selväksi, että verisuonia laajentavalla aineella itsessään voi olla epäedullisia, tahattomia ja jopa tuhoisia seurauksia. Näin on asia vapaan radikaalin, typpioksidin kohdalla.

Typpioksidilla on fysiologinen rooli sekä terveydessä että sairaudessa, mutta se on varattu stressitilanteeseen. Hätätilanteissa, joissa vallitsee hypoksia, elimistö vapauttaa typpioksidia laajentaakseen verisuonia, koska muuten solut kuolisivat. Typpioksidin lisääntymisellä on kuitenkin hintansa, ja tämä hinta on alhaisempi aineenvaihdunta, koska se estää solujen aineenvaihduntaan osallistuvia entsyymejä.

Korkeat typpioksidipitoisuudet elimistössä eivät ole terveyden merkki, vaan pikemminkin vaurion, huonosti toimivan aineenvaihdunnan ja ikääntymisen merkki. NO:n krooninen nostaminen lääkkeillä tai lisäravinteilla voi nopeuttaa kaikkien tunnettujen rappeumasairauksien kehitystä.

Joten seuraavan kerran, kun harkitset Viagra-pillerin popsimista tai kun sinulla on houkutus ostaa typpioksidia tuottavia lisäravinteita tai punajuuria, jotka on ladattu typpioksidin esiasteella, arginiinilla, piristääksesi seuraavaa treeniäsi, toivon, että muistat tämän luvun. Kuten keltaiseksi maalatun liikennemerkin etupuolella oleva kookas kirjoitus ennen petollista kohtaa lumisella ja mutkaisella vuoristotiellä, minunkin ehdotukseni olisi: "Etene varoen."

Tärkeimmät asiat:

- 1980-luvulla lääkeyhtiöiden propaganda sai tiedemaailman uskomaan, että typpioksidi ei enää ollutkaan myrkyllinen saaste, vaan pikemminkin terveyttä edistävä aine, jonka avulla he lanseerasivat uuden erektiolääkkeensä Viagran.

- Typpioksidi on vapaa radikaali, mikä tarkoittaa, että se reagoi voimakkaasti muiden solurakenteiden kanssa ja sillä on taipumus lisääntyä elimistössä iän myötä.

- Kehonrakennusmaailma on mainostanut typpioksidivalmisteita vuosikymmeniä. Valitettavasti, ja toisin kuin lisäravinteiden valmistajat usein väittävät, todisteet viittaavat siihen, että typpioksidilisä vähentää testosteronitasoa, lihasten kasvua ja lihasten suorituskykyä sekä heikentää yleistä terveyttä.

- Kohonneen typpioksidin vaaroja havainnollistetaan pitkällä luettelolla typpioksidia lisäävien lääkkeiden (viagra) sivuvaikutuksista, kuten sydänkohtaus, aivohalvaus, sydän- ja verisuonisairaudet, multippeliskleroosi, Alzheimerin tauti, dementia, syöpä ja ironisesti IMPOTENSSI ja peniksen kuolio ja/tai peniksen amputaatio.

- Kehon ensisijainen verisuonia laajentava aine on hiilidioksidi (CO_2), jota on riittävästi läsnä, kun solujen aineenvaihdunta toimii asianmukaisesti.

- Kun solujen aineenvaihdunta ei toimi kunnolla ja kudoksissa on hapenpuutetta, elimistön varalla oleva vasodilataattori typpioksidi käynnistyy torjumaan hypoksiaa.

- Pieninä määrinä typpioksidi lisää verenkiertoa ja tuottaa happea sitä tarvitseviin kehon osiin.

- Suurina määrinä ja/tai kroonisesti typpioksidilla on päinvastainen vaikutus, se estää kehoa käyttämästä happea ja aiheuttaa sairauksia ja ikääntymistä.

- Stressi, infektiot, säteily ja ympäristökemikaalit ovat kaikki voimakkaita typpioksidituotannon edistäjiä.

- NO-synteesi on osa elimistön immuunijärjestelmää, joka tuottaa vapaita radikaaleja bakteerien tai muiden tunkeutujien tappamiseksi.

- Typpioksidi aiheuttaa vaurioita estämällä keskeisen aineenvaihduntaentsyymin, sytokromi-c-oksidaasi-entsyymin toimintaa, joka heikentää solujen hapenkäyttöä.

- Viagraa raskaana oleville naisille kokeilleet tutkijat tappoivat 11 vauvaa vuonna 2018. Tästä tragediasta huolimatta vastaavia kokeita jatketaan edelleen.

- Ebola-potilailla havaittu verenvuoto silmistä, korvista, suusta ja muista kehon aukoista johtuu suoraan typpioksidista.

- Ikääntymisen typpioksidihypoteesi viittaa siihen, että typpioksidi on ikääntymisen *ensisijainen syy* ja aiheuttaa vahinkoa kirjaimellisesti kaikille kehon elimille, erityisesti aivoille ja sydämelle.

- Jos vanhenemisen typpioksidihypoteesi pitää paikkansa, typpioksidin vähentäminen elimistössä on tehokkain tapa pysäyttää ikääntyminen ja kudosten rappeutuminen.

- Metyleenisininen ja kofeiini ovat kaksi voimakasta typpioksidin estäjää.

Geeniterapian epäonnistuminen

"Ilman itsetuntemusta, ymmärtämättä
kehonsa toimintaa ja kytkentöjä,
ihminen ei voi olla vapaa,
hän ei voi hallita itseään ja
hän pysyy aina orjana."

G. I. Gurdjieff

Valtavirran lääketiede keskittyy sairauden perimmäisen syyn sijaan oireiden hoitoon ja lievittämiseen, koska se olettaa, että sairauden perimmäinen syy on jotain, mitä se ei ole.

Nykyaikainen lääketieteellinen yhteisö rahoittaa innokkaasti tutkimusta, jonka tarkoituksena on löytää sairauden geneettinen syy, mutta tukahduttaa samalla tutkimuksen, jonka tarkoituksena on paljastaa sairauden todellinen metabolinen alkuperä.

Geneettiset mutaatiot eivät aiheuta sairauksia; ne ovat mitokondrioiden toimintahäiriöiden oire. Huolimatta asian vahvistavasta ja kirjassani *Cancer: The Metabolic Disease Unravelled* dokumentoimastani aineistosta, lääketeollisuus jatkaa sinnikkäästi ja horjumatta pyrkimystään löytää ratkaisuja sairauksiin kaikista vääristä paikoista.

Geeniterapian harha

Lääketeollisuuden tulevaisuuden visiossa lääkehoito räätälöidään kullekin potilaalle yksilöllisen genomin mukaan.

[30] He kutsuvat sitä "täsmälääketieteeksi" tai yleisemmin "geeniterapiaksi", jossa lääkehoidot on räätälöity "korjaamaan rikkinäisiä geenejä". Niin jännittävältä ja lupaavalta kuin tämä konsepti kuulostaakin, vapaa lääketieteellinen kirjoittaja ja *Biotechnology Healthcare* -lehden päätoimittaja Jack McCain kiteytti asian seuraavasti: "Nykyisessä ilmenemismuodossaan geeniterapia on elegantti konsepti, joka on kömpelösti toteutettu. "[31]

Monilla ihmisillä on sellainen käsitys, että geeniterapian konseptin toimivuus osoitettiin jo vuonna 1990. Valitettavasti tämä johtui *Los Angeles Timesin* kaltaisten sanomaletien julkaisemista vastuuttomista raportoinneista ja vääristä tiedoista, jotka väittivät, että Tri W. French Anderson, "geeniterapian isä", paransi nelivuotiaan tytön immuunijärjestelmän perinnöllisen sairauden.

"Se ei tapahtunut aivan niin", McCain kirjoitti. Kävi ilmi, että tutkimuksen tarkoitus ei liittynyt lainkaan hoidon tehokkuuteen, vaan sillä oli tarkoitus vain testata hoidon turvallisuutta. Kyllä, potilas selvisi hengissä, mutta New York Timesin artikkelissa jätettiin mainitsematta, että potilasta hoidettiin tavanomaisilla terapioilla ennen geeniterapiaa, sen aikana ja sen jälkeen. Väite, että potilas selviytyi geeniterapian ansiosta, on törkeää totuuden vääristelyä.

Populaarimedia vääristelee totuutta niitä rahoittavien suuryritysten hyväksi. Toinen artikkelissa mainitsematta jätetty asia oli se, että kirjoitushetkeen mennessä kaksi geeniterapiakokeisiin osallistunutta potilasta oli kuollut hoidon jälkeen: toinen immuunijärjestelmän hylkimiseen vuonna 1999 ja toinen leukemiaan vuonna 2003. Koko geeniterapian tutkimusala, jota jotkut pitävät lääketieteen "pyhänä Graalin maljana", syntyi väärien ja liioiteltujen väitteiden avulla.

Lääketieteen tohtori Theodore Friedmann, joka on osallistunut syvällisesti geeniterapian tutkimukseen useiden vuosikymmenten ajan (käytännössä koko sen nykyhistorian ajan) sanoi, että ensimmäisen kliinisen geeniterapiakokeen väitetty menestys on "täydellinen esimerkki liioiteltujen odotusten ja toiveajattelun vaikutuksesta. Kaikki halusivat sen toimivan." Hän lisäsi, että oli epäreilua potilaita ja yleisöä kohtaan, että joidenkin tutkijoiden ja heidän laitostensa, tiedotusvälineiden sekä muiden tahojen aiheuttamat ylimitoitetut odotukset herättivät vääriä toiveita monissa potilaissa. "Toivo on välttämätöntä, mutta epärealististen lupausten antaminen tieten tahtoen on julmaa", Friedmann sanoo. "Harha parannuskeinosta romahti myöhemmin pettymykseksi."

"Geeniterapian isä" teki seuraavan ennusteen: "Odotan, että 20 vuoden kuluessa geeniterapiaa käytetään säännöllisesti monien sairauksien lievittämiseen ja jopa parantamiseen." Jännittävä tulevaisuudennäkymä, todellakin. Hän kuitenkin teki tuon ennusteen vuonna 1995, mikä tarkoittaa, että 20 vuoden aikaväli umpeutui monta vuotta sitten, ja nykyään geeniterapian rutiinikäyttö on olematonta, eikä sillä ole saatu aikaan mitään, joka olisi lähellekään parannusta.

Lokakuussa 2020 maailmassa on kahdeksan hyväksyttyä ja kliinisessä käytössä olevaa geeniterapiatuotetta, muun muassa seuraavat:

1. Gendicine 2003 Kiinassa

2. Glybera 2012 Euroopassa

3. Strimvelis 2016 Euroopassa

4. Tisagenlecleucel 2017 Yhdysvalloissa.

5. Axicabtagene 2017 Yhdysvalloissa.

6. Luxturna 2017 Yhdysvalloissa.

7. Zolgensma 2019 Yhdysvalloissa.

8. Zynteglo 2019 Yhdysvalloissa

Päinvastoin kuin tohtori Andersonin geeniterapiaa koskevat ennusteet, yhtäkään nykyisistä hyväksytyistä geeniterapioista ei käytetä säännöllisesti, eikä mikään niistä paranna ihmisiä. Näitä terapioita ei käytetä säännöllisesti, koska niiden hinnat ovat tähtitieteellisen korkeat. Esimerkiksi yksi annos Zolgensmaa maksaa 2,125 miljoonaa dollaria. Se on virallisesti kaikkien aikojen kallein lääke.[32] Näyttää siltä, että tiedemiehet etsivät jonkin tekosyyn olla myöntämättä totuutta: vahingoittuneet geenit eivät aiheuta sairauksia. Vaikka geeniterapia on täysin epäonnistunut hoitomuoto, niin geenitekniikan ylistys tiedotusvälineiden, lääketeollisuuden ja tutkimuksia rahoittavien valtion laitosten toimesta on tähän asti pysynyt luodinkestävänä.

"Biolääketiede ja geeniterapiat kukoistavat, mutta ymmärrämme, kuten muidenkin terapeuttisten lähestymistapojen kohdalla, että niillä on omat rajoituksensa ja että niiden tärkeimmät terapeuttiset alueet täydentävät perinteisten lääkkeiden terapeuttisia alueita. Niitä pidetään nyt potentiaalisesti synergistisinä perinteisten lääkkeiden kanssa, eikä niinkään kilpailijoina", myönsi ranskalainen tutkija Jean-Luc Galzi vuonna 2019.[33]

Geeniterapian todistetusta epäonnistumisesta huolimatta julkaisuaktiviteetti ja toivo geeniterapian "lupauksista" on joillakin tutkijoilla jostakin syystä edelleen korkeammalla kuin koskaan.

Professori Izpisua Belmonte yhdysvaltalaisesta Salk-instituutista sanoi geeniterapiasta: "Se antaa meille ensimmäistä kertaa mahdollisuuden unelmoida sellaisten sairauksien parantamisesta, joita emme aiemmin voineet parantaa, mikä on jännittävää." [34]

Professori Belmonte ja tutkijat, jotka jakavat hänen innostuksensa, voivat jatkaa unelmointia niin kauan kuin haluavat, mutta sairauksien parantaminen geeniterapialla ei tule koskaan olemaan muuta kuin unelma. On aika jättää geenipohjainen lääketieteellinen hoitoparadigma historiaan.

Bioenergetiikka ja Frankenstein-solujen alkuperä

"Mitokondrioiden aineenvaihduntaa pidetään nyt ikääntymisen ja useiden rappeutumissairauksien perusongelmana."
Tri Ray Peat

Kaikki, jotka ovat lukeneet kirjani *Red Light Therapy: Miracle Medicine* tietävät, että punaisen valon huomattava parantava teho perustuu sen solujen aineenvaihduntaa parantaviin vaikutuksiin, tehostamalla erityisesti entsyymi sytokromi-c-oksidaasia.

Kun liiasta typpioksidista on päästy eroon, palautuu solujen tehokas energiantuotanto ja elimistö alkaa käyttää energiaa kudosten korjaamiseen ja parantumiseen. Punavalohoidon mekanismi selittää ihmisten kokeman huomattavan paranemisen kaikkialla.

Nykyaikaisessa tieteellisessä tutkimuksessa on havaittu, että periaatteessa kaikille tunnetuille sairauksille on ominaista laaja aineenvaihdunnan puutteellinen toiminta. Toisin sanoen, jos elimistön energiansaanti on riittämätöntä, terveys kärsii. Ja terveyden puutteeseen liittyy oireita, joita lääkärit käyttävät diagnosoidakseen minkä tahansa yli 32 000 virallisesti luokitellusta sairaudesta. Mutta oireiden nimeämisestä riippumatta on vain yksi sairaus ja tie toipumiseen on keskittyminen parantamaan solujen aineenvaihduntaa.

Ruuan vitamiinit ja mineraalit tarjoavat raaka-aineet aineenvaihduntaentsyymien tuotantoon, minkä vuoksi ne ovat välttämättömiä. Ympäristökemikaaleille altistuminen voi estää entsyymien toiminnan. Kun ravinnepuutteet ja myrkytykset on korjattu, voidaan palauttaa nopea aineenvaihdunta. Kun on kyse terveydestä, *energian tuotanto on kaikki kaikessa*.

Mikä aiheuttaa geneettisiä mutaatioita?

DNA-juostekatkosten, geneettisten mutaatioiden ja vaurioiden on osoitettu johdonmukaisesti ja toistuvasti johtuvan solujen sisäisestä tilasta, jota kutsutaan hypoksiaksi eli hapen puutteeksi. Toisin sanoen solujen mitokondriotoiminnan häiriöt aiheuttavat geneettisiä mutaatioita.

Typpioksidin estämä hapenkäyttö riittää selittämään kaikki ne kauhut, jotka liittyvät Viagran kaltaisiin typpioksidia tuottaviin lääkkeisiin, joista kerroin kirjan alkuosassa.

NO=>SCO esto=>hypoksia=> geenimutaatio

Typpioksidin aineenvaihduntaa hidastava vaikutus aiheuttaa geneettistä epävakautta, geneettisiä virheitä,[35] DNA:n kaksoiskierteen katkeamista,[36] solukuolemaa (apoptoosi), tulehdusta [37] ja lopulta, karsinogeneesiä.[38] Tämä selittää, miksi "Geeniterapia ei ole parantanut sydämen vajaatoimintaa."[39]

Edistyksen pyörät jumissa

Kunnes ihmiset ottavat vastuun ajatuksistaan ja tutustuvat tutkimuksiin, kuten teette lukemalla tätä kirjaa, verorahamme ohjataan jatkuvasti tutkimukseen, jonka tuloksena on "lääketiede", joka pidentää kärsimystä ja sairautta mahdollisimman paljon, maksimoidakseen jokaisesta asiakkaasta saatavan elinikäisen tuoton. Jos haluamme parannuskeinoja tai edes turvallisia ja tehokkaita lääkkeitä, meidän on oltava valistuneita, rehellisiä ja riittävän rohkeita myöntämään, että lähes kaikki lääkärin työkalupakissa olevat lääkkeet pahentavat lopulta terveyttämme.

Samoin tiedemiehillä on omat kamppailunsa, jotka heidän on tunnstettava ja löydettävä keinoja niiden voittamiseksi. Tieteellisen tutkimuksen portinvartijat jakavat varoja tutkimuksiin, joiden tarkoituksena on paljastaa sairauksien geneettiset syyt ja syrjivät sairauksien aineenvaihdunnallisia syitä selvittäviä tutkimuksia.

CW Stevens ja E Glatstein Pennsylvanian yliopiston sädehoito-onkologian osastolta kirjoittivat tiedemiehille ja lääketieteen ammattilaisille vetoomuksen artikkelissa *Varokaa lääketeollisuutta*:

"Meitä ei saa pitää jälleen yhtenä erityisryhmänä, joka on tullut juomaan julkisten menojen lähteestä, vaan yleisen edun puolustajina. Jos meistä ei tule tärkeitä niille, jotka valvovat terveydenhuollon menoja, emme pysty pitkällä aikavälillä antamaan mitään merkittävää panosta niille, joilla on eniten merkitystä - potilaillemme. "[40]

Kaljurotta

Lyön vetoa, että viimeinen asia, jota odotit näkeväsi tässä luvussa, oli kuva tohtori Pahan kissasta. No ei aivan. Vaikka kaljurotan laiha, karvaton ja tatinhampainen ulkonäkö muistuttaakin sitä hämmästyttävän paljon, sen huomattava pitkäikäisyys ja muut ominaisuudet ovat ainutlaatuisia tälle kiehtovalle olennolle.

Kaljurotta elää koko elämänsä maan alla muiden rottien kanssa koloissa ja viettää suuren osan ajastaan tunneleissa etsien juuria. *Endalldisease.com*-sivuston artikkelissa *Longevity Secrets of the Naked Mole Rat* (Kaljurotan pitkäikäisyyden salaisuudet) paljastetaan asioita kiehtovan otuksen vahvasta terveydestä:

- Kaljurotat voivat lisääntyä "aikuistumisesta" hautaan asti

- Ne eivät tunne kipua, kun niitä poltetaan hapolla

- Ne ovat immuuneja kemiallisten myrkkyjen aiheuttamille vaurioille

- Ne ovat immuuneja syövälle

- Ne elävät jopa 16 kertaa pidempään kuin muut samankokoiset rotat

- Niiden kudokset eivät kirjaimellisesti vanhene

Tutkijat ovat vuosikymmeniä yrittäneet selittää kaljurotan erikoisia piirteitä, mutta he ovat jääneet vaille vastausta. Jopa tuoreimmassa katsauksessa tutkijat myöntävät, ettei heillä ole aavistustakaan kaljurotan erikoisten terveysominaisuuksien syistä. Syy epäonnistumiseen on täsmälleen sama, miksi geeneihin keskittynyt tutkimus ei ole onnistunut löytämään sairauksien perimmäistä syytä. Tieteellisten tutkimusapurahojen vartijat rahoittavat vain tutkimuksia, joissa keskitytään löytämään *geneettisiä* selityksiä näille ilmiöille.

Jos tutkija hakee apurahaa selvittääkseen, mikä geeni aiheuttaa kaljurottien lisääntyneen pitkäikäisyyden, se todennäköisesti hyväksytään. Mutta jos tutkija haluaa tutkia kaljurottien aineenvaihduntaa, on syytä varoa! Apuraha hylätään ja lisäksi uhkana on, ettei hakija saa tulevaisuudessakaan rahoitusta tutkimuksiinsa.

Ystävä ja riippumaton terveystutkija Georgi Dinkov lähetti sähköpostia eräälle alastomien kaljurottien parissa työskentelevälle tutkijalle ja pyysi häntä tutkimaan niiden aineenvaihduntaa ja sai seuraavan vastauksen:

"En todellakaan aio tutkia aineenvaihduntaa. Sain kolme apurahaa NIH:ltä [The National Institutes of Health] kaljurotan genomin purkamiseen, joten minulla ei ole aikaa tällaiseen aineenvaihdunnalliseen hölynpölyyn."[41]

Näettekö tämän tiedemiehen lähestymistavassa ongelmaa? Hyvä, jos sanoisitte: "Kyllä, se on epätieteellinen!" Tiedemiehen tehtävänä on kehittää korkeatasoista kriittistä ajattelua ja valmiutta olla väärässä olemassa olevien ajatustensa tai teorioidensa suhteen, sillä tiedemiehet tunnustavat, että mikään tiede ei ole koskaan täysin vakiintunut. On kuitenkin selvää, että tämän tiedemiehen suoranainen ja tunteisiin vetoava kieltäytyminen kyseenalaistamasta nykyistä paradigmaa viittaa siihen, että hän ei ainoastaan ole epäonnistunut siinä, mitä tiedemiehenä oleminen tarkoittaa, vaan hänestä on tullut tieteen edistyksen ja löytöjen este.

Onneksi kaikki tiedemiehet eivät ole tuollaisia, eikä kaikkea tieteellistä tutkimusta voida valvoa. Totuus on, että genetiikalla *ei ole kirjaimellisesti mitään tekemistä* kaljurotan ilmiömäisten terveysominaisuuksien kanssa.

Tieteelliset havainnot ovat paljastaneet meille hämmästyttävän totuuden: kaljurottien tunneleissa niiden hengittämän ilman koostumus on jyrkässä ristiriidassa maapallon ilmakehän ilman kanssa. Tulppaamalla kolojensa sisäänkäynnit kaljurotat muuttavat kolojensa ilman happi- ja hiilidioksidipitoisuutta, jolloin se on ihanteellinen niiden fysiologian kannalta. Kaljurotat laskevat happipitoisuuden koloissaan noin 7 prosenttiin ja nostavat hiilidioksidipitoisuuden noin 6 prosenttiin. Tulos? Lisääntynyt hiilidioksidi toimii voimakkaana antioksidanttina ja ylläpitää samalla poikkeuksellisen suurta verisuonten laajenemista ja solujen hapensaantia, mikä johtaa *erittäin korkeaan aineenvaihduntanopeuteen*. Korkea aineenvaihduntanopeus voi selittää riittävästi tämän viehättävän ja komean maanalaisen olennon kaikki erinomaiset fysiologiset ominaisuudet.

	Hiilidioksidi	Happi
Ilma maapallolla	0,04%	20,95%
Kaljurotan tunnelissa	6,1%	7,2%

Ja jos voimme nöyrtyä ja myöntää, että rotat ovat älykkäämpiä kuin ihmiset, myös me voimme mahdollisesti jakaa nämä samat erinomaiset terveysominaisuudet.

Sairaus: Mitokondrioiden toimintahäiriö

"Jos opimme näkemään ongelmat energiantuotannon yleisinä häiriöinä, voimme alkaa ratkaista niitä."
Tri Raymond Peat

Denham Harman esittää vuonna 1972 julkaistussa teoksessaan Vanhenemisen mitokondrioteoria,[42] että ikääntymisen ja sairauksien puhkeaminen määräytyy solujen mitokondrioiden elektroninkuljetusketjusta karkaavien vapaiden radikaalien vuotonopeuden mukaan. Vapaita radikaaleja vuotaa enemmän, kun mitokondrioiden energiantuotanto heikkenee, mikä johtaa ikääntymisessä havaittuihin piirteisiin.

Artikkeli *Solujen energiantuotanto ja sairaudet: Mitä aineenvaihdunnan erikoistapaukset opettavat?*[43] Ne antavat meille sisäpiirin katsauksen meneillään olevaan vallankumoukselliseen muutokseen sairauksien syissä, joka on siirtymässä genetiikasta aineenvaihduntaan:

"Ainoastaan biokemian oppikirjoihin perustuva käsitys monivaiheisesta energiantuotannosta aliarvioisi aineenvaihdunnan läpitunkevan roolin kaikilla biologian osa-alueilla. Viimeaikaisen työn perusteella on selvää, että moniin ihmisen sairauksiin liittyy häiriintynyt energiantuotanto, joka häiritsee normaalia fysiologiaa ja johtaa vakaviin kudosten toimintahäiriöihin. Näiden aineenvaihdunnan poikkeustilojen ymmärtäminen on nyt ratkaisevan tärkeää sairauksiin suuntautuvassa tutkimuksessa."

Huomionarvoista on, että tämä on tiedetty kirjaimellisesti tuhansia vuosia jo kauan ennen kuin tiedemiehet edes ymmärsivät, mitä solujen aineenvaihdunta on. Tutkijat kirjoittivat:

"Tämä oivallus on peräisin vuosisatoja ennen aineenvaihdunnan virallista tutkimusta. Lähes 2 000 vuotta sitten Celsus tiesi, että runsas ruoka ja juoma saivat kihtipuuskan aikaan, ja intialaiset lääkärit tiesivät, että diabeetikkojen virtsa houkutteli muurahaisia, mutta normaali virtsa ei. Tarkkojen aineenvaihduntatoimintojen ja sairaustilojen välisten suhteiden arvostus lisääntyi kulta-aikana, mutta aineenvaihduntatutkimuksen vauhti vähitellen hidastui, kun 1900-luvun jälkipuoliskolla tulivat esiin uudet biologiset tutkimusalueet ja ehkä myös epäilys siitä, että suurin osa siitä, mitä sisäisestä aineenvaihdunnasta voitiin tietää, oli jo löydetty. Geneettisten ja molekulaaristen perusteiden etsiminen syövän, diabeteksen, liikalihavuuden ja hermoston rappeutumisen taustalta siirsi tutkimuksen painopisteen pois näiden sairauksien muuttuneiden aineenvaihduntatilojen ymmärtämisestä. Monet yleissairaudet ymmärretään nykyisin perinnöllisinä tai somaattisina geneettisinä mutaatioina, jotka vaikuttavat signaalinsiirtoon, solujen erilaistumiseen ja prosesseihin, joita ei perinteisesti tarkastella bioenergian tai aineenvaihdunnan näkökulmasta."

Tässä ollaan 2000-luvulla ja modernin tieteen edistys on itse asiassa tuonut meidät ajassa takaisin totuuteen, joka kerran tiedettiin, mutta joka oli unohdettu.

Voimakkaat taloudelliset voimat pitivät tiukasti kiinni erittäin kannattavasta mutta täysin epäonnistuneesta sairauksien geneettisestä syy-yhteydestä. Totuus on kuitenkin repinyt tuon teorian, eikä ole olemassa neulaa ja lankaa, jolla se voitaisiin korjata. Pandoran lipas on avattu eikä sitä voi enää koskaan sulkea.

Metabolisten hoitomuotojen nousu

Solujen aineenvaihduntaan kohdistuvat hoidot ovat lääketieteen viimeinen rajapyykki. Markkinoilla on jo nyt ravintoaineita, hoitomuotoja ja lääkkeitä, jotka lisäävät tehokkaasti elimistön energiantuotantoa. Ja ihme kyllä, jotkin parhaista lääkkeistä ovat myös edullisimpia, helpoimmin saatavissa ja toimivat lähes ilman sivuvaikutuksia.

Jos tietoisesti etsimme ja käytämme vain sellaisia lääkkeitä, jotka kohdistuvat aineenvaihdunnan puutteisiin ja vältämme myrkyllisiä lääkkeitä, jotka kohdistuvat oireisiin, voimme menestyä siirtyessämme geneettisestä lääketieteestä aineenvaihdunnan ja energiantuotannon korjaamiseen.

Tärkeimmät muistettavat seikat:

- Geneettiset mutaatiot eivät aiheuta sairauksia, vaan mitokondrioiden toimintahäiriöt.

- Propaganda on vakuuttanut monet tiedemiehet siitä, että geeniterapia on lääketieteen "Graalin malja".

- Geeniterapia on epäonnistunut täydellisesti. Se ei ole tuottanut merkittäviä hoitomenetelmiä eikä ole parantanut mitään.

- Kaljurotat ovat immuuneja syövälle, eivätkä niiden kudokset kirjaimellisesti vanhene niiden poikkeuksellisen korkean aineenvaihduntanopeuden eli energiantuotannon vuoksi.

- Sairauksien aineenvaihdunnallinen alkuperä on tunnettu lähes 2000 vuotta, kauan ennen kuin energiantuotantoa alettiin tutkia tieteellisesti.

- Nykyaikaiset tieteelliset läpimurrot ovat siirtäneet meidät takaisin aiemmin oivaltamaamme totuuteen,, jonka olimme unohtaneet.

- On vain yksi sairaus: Aineenvaihduntahäiriö eli energiantuotannon puute.

- Aineenvaihduntaan kohdistuvat hoitomuodot ovat lääketieteen lopullinen tavoite.

- Jotkut parhaista aineenvaihduntalääkkeistä ovat myös turvallisimpia ja edullisimpia.

- Metyleenisininen saattaa olla tehokkain koskaan löydetty aineenvaihduntaa parantava lääke.

OSA 2
Metyleenisininen

=

suurenmoinen
typpioksidin
tuotannon
estäjä

Tutustu metyleenisiniseen

Metyleenisininen (metyylitioniniumkloridi) on yksi vanhimmista koskaan valmistetuista orgaanisista väriaineista. Vuonna 1876 saksalainen kemisti Heinrich Caro, maailman suurimman kemianteollisuuden yrityksen BASFin tutkimusjohtaja, syntetisoi ensimmäisen kerran tämän puhtaan sinisen väriaineen värjäämään villaa tekstiiliteollisuutta varten. Lääketieteen tutkijat löysivät metyleenisiniselle paljon muutakin käyttöä kuin kankaiden värjäys. Metyleenisinisen laaja ja monipuolinen hyötykäyttö siirtyi yhtäkkiä kangasteollisuudesta lääketieteeseen.

Vuonna 1880 mikrobiologi Robert Koch teki uraauurtavaa työtä värjäämällä metyleenisinisellä soluja ja mikrobeja, jotta ne olisivat helpommin nähtävissä mikroskoopilla. Mikroskopiassa käytettävänä värjäyksenä metyleenisininen voi auttaa tutkijoita erottamaan kuolleet solut elävistä soluista. Se voi myös auttaa tutkijoita tutkimaan solujen sisäisiä osia korostamalla niiden anatomisia rakenteita. Koch käytti metyleenisinistä värjäämään tuberkuloosia aiheuttavia bakteereja tuberkuloosin tutkimiseksi,[44] ja puolalainen patologi Czeslaw Checinski käytti sitä värjäämään malariaa aiheuttavia loisia malarian tutkimiseksi. Metyleenisinisellä ei ainoastaan pystytä värjäämään malariaa aiheuttavaa parasiittiä, vaan sillä pystytään myös tappamaan se, totesi saksalainen lääkäri ja Nobel-palkinnon saaja Paul Ehrlich.[45] Ehrlich julkaisi 1891 tapaustutkimuksen kahdesta metyleenisinisellä parantuneesta malariapotilaasta.[46] Metyleeni-sinisen käyttö malarian hoidossa antoi metyleenisiniselle kunnian olla historian ensimmäinen synteettinen lääkeaine.

Toisen maailmansodan aikana metyleenisinistä annettiin sotilaille malarialääkkeenä.[47] Lääkäreiden mielestä heidän siniseksi värjäytyvä virtsansa oli hyödyllinen keino tietää, noudattivatko heidän potilaansa metyleenisinisen lääkehoito-ohjelmaa.[48]

Toisen maailmansodan sotilaiden ja potilaiden valitukset siitä, että metyleenisininen värjäsi heidän virtsansa siniseksi, sai pian aikaan siirtymisen muihin lääkkeisiin malarian hoidossa. Nykyaikainen tutkimus on kuitenkin herättänyt uudelleen kiinnostuksen metyleeni-sinisen käyttöön malarialääkkeenä ja sitä pidetään yhtenä, ellei jopa lupaavimpana lääkkeenä tautiin toistaiseksi.

Metyleenisininen ja aivot

Tutkiessaan metyleenisinistä laboratoriossaan Ehrlich havaitsi, että se konsentroitui nopeasti aivoihin, kun sitä ruiskutettiin eläimiin. Tämä antaa lääkkeelle valtavat mahdollisuudet aivoja koskevissa sairauksissa, joita tarkastelemme tarkemmin tulevissa luvuissa.

Metyleenisininen oli yksi ensimmäisistä lääkkeistä, joita käytettiin psykoosipotilaiden hoitoon 1800-luvun lopulla. Sitä tutkittiin kaksisuuntaisen mielialahäiriön hoitoon 1980-luvulla. Sittemmin on tutkittu sen mahdollista käyttöä dementiaan ja muihin neurodegeneratiivisiin häiriöihin.[50]

Metyleenisininen kertyy sairaisiin kudoksiin

Toinen Ehrlichin tekemä havainto oli metyleenisinisen uskomaton kyky kerääntyä valikoivasti elimistön sairaisiin kudoksiin. Vaikka terveetkin kudokset voisivat hyötyä metyleenisinisestä, apua saivat ensin solut, joiden aineenvaihduntahäiriöt olivat suurimmat. Metyleenisinisestä tekemänsä tutkimuksen innoittamana Ehrlich loi termin "maaginen luoti", joka on edelleen käytössä.

Metyleenisininen redox-testi maidolle

1940- ja 1950-luvuilla redox-testiä metyleenisinisellä käytettiin maidon tuoreuden määrittämiseen paljastamalla epäsuorasti, kuinka paljon happea on maidossa.

Lisää pari tippaa metyleenisinistä maitolasiin, ja metyleenisininen väri häviää hitaasti suhteessa hapen määrään. Mitä vähemmän happea (mitä lähempänä pilaantumista), sitä nopeammin sininen väri häviää.

Tosin maito ei *oikeasti* koskaan pilaannu; se muuttuu käymisprosessissa herkullisiksi ja ravitseviksi tuotteiksi, kuten jogurtiksi ja juustoksi. Maitoa ostavat ihmiset haluavat sen yleensä tuoreena ja käymättömänä. Tässä yhteydessä maitoa pidetään pilaantuneena, kun happi on kulunut loppuun ja maidon elävät solut joutuvat alkamaan tuottaa energiaa fermentatiivisesti (ilman happea) hapettumisen sijaan.

"Metyleenisinisen pelkistystesti on yhtä tarkka maidon säilyvyyden mittari kuin mikä tahansa muu käytettävissä oleva menetelmä. Se jakaa maidot kolmeen tai neljään luokkaan kohtuullisella tarkkuudella, kuten mikä tahansa monista maidon laatua mittaavista testeistä. Se on edullinen ja lähes yhtä idioottivarma kuin yksikään maitobakteriologin käytettävissä oleva menetelmä tähän tarkoitukseen."[51]

Thornton, 1930

Redox-ihotesti metyleenisinisellä

Maitotestin tapaan, jos iholle laitetaan tippa metyleenisinistä, se hajoaa sitä nopeammin, mitä enemmän paikallinen kudos on hapenpuutteessa (hypoksinen). Koska metyleenisininen korvaa happea, se kuluu sitä nopeammin, mitä hypoksisempi on ihokudos.

Riippumattoman terveystutkijan Gyorgyi Dinkovin mukaan, jos metyleenisininen pisara iholla katoaa kokonaan alle kuudessa tunnissa, se viittaa paikalliseen hypoksiaan.

Miten metyleenisininen toimii

Triljoonat solut, joista kehosi koostuu, ovat elämän perusta. Solujen mitokondriot tuottavat biologista energiaa ATP-molekyylin muodossa, joka on elimistön "energiavaluutta". ATP:n tuotannon lisääntyminen on hyödyllistä erityisesti sairaille henkilöille.

Metyleenisinisen terapeuttista arvoa koskevat tutkimukset ovat peräisin 1800-luvulta, mutta vasta parin viime vuosikymmenen aikana tutkijat ovat selvittäneet, miten metyleenisininen tuottaa hyötyjä aivoissa ja kehossa, aina mitokondrioiden molekyylitasolle asti.

Metyleenisininen lisää mitokondrioiden energiantuotantoa toimimalla yhdessä elektronien kuljetusketjun kanssa. Elektronien kuljetusketju on neljän proteiinikompleksin sarja mitokondrion kalvon sisällä ja tuottaa ATP:tä. Prosessia kutsutaan oksidatiiviseksi fosforylaatioksi. Metyleenisinisen huomattavat terapeuttiset vaikutukset perustuvat sen kykyyn toimia vaihtoehtoisena elektroninkuljettajana silloin, kun jokin mitokondrion komplekseista I-IV ei toimi kunnolla.

Ensisijaiset tavat, joilla metyleenisininen tuo hyötyjä keholle on sen rooli typpioksidin ja estrogeenin estäjänä. Typpioksidin ja estrogeenin vähentäminen lisää kilpirauhasen toimintaa, ja elimistö hyötyy aineenvaihdunnan ja yleisen energiantuotannon lisääntymisestä. Alla on luettelo tavoista, joilla metyleenisininen parantaa aineenvaihduntaa.

3 tapaa, joilla metyleenisininen estää typpioksidia

- Estää typpioksidin synteesiä[52]

- Irrottaa typpioksidin sytokromi-c-oksidaasientsyymistä[53]

- Poistaa olemassa olevaa typpioksidia[54][55]

Metyleenisinisen vaikutukset aineenvaihduntaan

- Lisää hapenkulutusta ja ATP-tuotantoa[56]

- Lisää glukoosin kulutusta[57]

- Lisää NAD/NADH-suhdetta[58]

- Vähentää maitohapon tuotantoa[59]

- Metyleenisininen on voimakas antioksidantti; toimii samalla tavalla kuin E-vitamiini[60]

- Estää monoamiinioksidaasia (MAO)[61]

- Toimii vaihtoehtoisena elektroninkuljettajana mitokondrioiden elektronien kuljetusketjussa[62]

Metyleenisinisen vaikutukset hormoneihin

- Estää prolaktiinin muodostumista[63]
- Estää estrogeenin muodostumista[64]
- Lisää kilpirauhashormonia ja alentaa TSH:ta[65][66]
- Lisää testosteronia[67]

Kiinnostus metyleenisinistä kohtaan kasvaa

Viime vuosina metyleenisinisen käytön tutkimus on kasvanut räjähdysmäisesti. Koskaan aikaisemmin metyleenisinisestä ei ole oltu yhtä kiinnostuneita eikä siitä ole julkaistu yhtä paljon tieteellisiä artikkeleita.

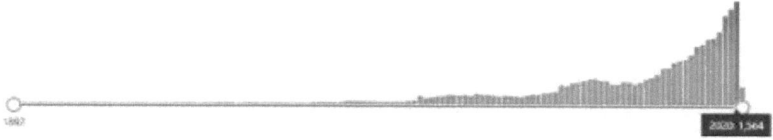

Metyleenisinisestä julkaistut artikkelit vuosilta 1892-2021

Kun tutkimusjuna jatkaa matkaansa, tutkijat löytävät metyleenisiniselle yhä uusia käyttötapoja, joilla voidaan turvallisesti ja tehokkaasti parantaa monia sairauksia.

Maailma on ymmärtämässä, että kaikki sairaudet ovat luonteeltaan aineenvaihdunnallisia ja että metyleenisininen kohdistuu valikoivasti soluihin ja kudoksiin, joiden aineenvaihdunta on häiriintynyt. On vain ajan kysymys, milloin metyleenisininen tunnustetaan yhdeksi tehokkaimmista koskaan löydetyistä lääkkeistä.

Metyleenisinisen 10 etua

Nyt kun olet tutustunut metyleenisiniseen, on aika esitellä joitakin merkittäviä asioita, joita metyleenisininen voi tehdä terveydelle sukeltamalla suoraan tieteelliseen ja kliiniseen tutkimukseen. Tämä tieto on luultavasti syy kirjaostoksellesi, joten olen iloinen, että olet päässyt näin pitkälle.

Tässä lista 10 tärkeimmästä hyödystä, jotka metyleenisininen tarjoaa:

1. Kemiallisten myrkytysten ja yliannosten vastalääke

2. Paras koskaan löydetty malarialääke?

3. Virussoturi

4. Lääke Alzheimerin ja Parkinsonin tauteihin

5. Aivoja vahvistava voimanpesä

6. Ei enää masennusta

7. Toivoa autismiin

8. Suuri kivunlievittäjä

9. Tervehdyttää sydämen

10. Metyleenisininen vastustaa syöpää

1. Kemiallisten myrkytysten ja yliannosten vastalääke

Jos luulit, että metyleenisininen on jokin hämärä ja okkultistinen lääkekemikaali, jota ei tunneta hyvin tai jota ei vielä käytetä laajalti tässä maailmassa, ajattelepa uudelleen. Metyleenisininen on tärkein vastalääke, jota tarvitaan tehohoitoyksiköissä", kirjoitti tutkijaryhmä tieteellisessä katsauksessaan, joka julkaistiin 2018.[68] Itse asiassa metyleenisininen on niin välttämätön ja sitä käytetään rutiininomaisesti sairaaloiden ensiapupoliklinikoilla, että tutkijat Yhdysvalloista, Japanista, Kreikasta, Italiasta ja Kanadasta ovat korostaneet sen varastoinnin tärkeyttä. Tilanteissa, joissa metyleenisinistä käytetään rutiininomaisesti sairaaloiden ensiapupoliklinikoilla, on kyse muun muassa verenkierron shokeista, hermojen suojauksesta, anafylaksiasta (vakavista allergisista reaktioista) sekä yliannostuksista ja kemiallisista myrkytyksistä.

Noin vuonna 1930 tohtori Matilda Moldenhauer Brooks ehdotti metyleenisinisen käyttöä syanidi- ja hiilimonoksidimyrkytyksen vastalääkkeenä. Tämä johtui useista eläimillä tehdyistä tutkimuksista.[69] Sittemmin syanidin uhreja on hoidettu maailmanlaajuisesti tehohoidossa menestyksekkäästi metyleenisinisellä. Metyleenisininen toimii kuitenkin vastalääkkeenä paljon muuhunkin kuin vain syanidi- ja hiilimonoksidimyrkytykseen.

On tärkeää ymmärtää, että kemialliset myrkytykset aiheuttavat elimistössä methemoglobinemiaksi kutsutun tilanteen, joka on ainoa tila, jonka hoitoon metyleenisininen on FDA:n hyväksymä. Kun ymmärrät tämän tilan ja sen, miten metyleenisininen voi korjata sen, ymmärrät sen arvon vastalääkkeenä käytännöllisesti katsoen kaikissa kemiallisissa myrkytyksissä ja ymmärrät, miksi sairaaloiden ensiapupoliklinikat käyttävät sitä yleisesti tähän tarkoitukseen.

Methemoglobinemia on häiriö, joka ilmenee, kun punasolujen sisältämä hemoglobiini hapettuu ja menettää kykynsä kuljettaa happea. Hemoglobiinin hapettunutta muotoa kutsutaan methemoglobiiniksi, mistä johtuu nimi methemoglobinemia. Suuret methemoglobiinipitoisuudet veressä johtavat kudosten hapenpuutteeseen. Ilman happea typpioksidi ja stressihormonien sekä tulehdusta edistävien signaalien joukko lisääntyy ja elimistön energiansaanti *loppuu*.

Methemoglobinemian oireet

Methemoglobinernian yleisiä oireita ovat siniset sormenpäät (syanoosi), hengenahdistus (dyspnea), sekavuus, kouristukset, kooma ja metabolinen asidoosi. Suklaanruskean värinen veri on toinen methemoglobinemian piirteistä.

Methemoglobinemian syyt

- Syanidi
- Hiilimonoksidi
- Natriumnitriitti/nitraatti
- Parasetamoli
- Formaldehydi
- Farmaseuttiset lääkkeet
- Bilehuume 'poppers' (amyylinitraatti)
- Lidokaiini, bentsokaiini ja muut nukutusaineet

- Raskasmetallit, kuten alumiini, kupari, kadmium jne

- Hammastahnassa esiintyvä fluori

- Klooridioksidipohjaiset kotitalouksien puhdistusaineet

- Kemikaalit, joita esiintyy shampoissa, hajusteissa ja saippuoissa

- COVID-19 voi myös indusoida methemoglobinmian

Methemoglobinemian hoito metyleenisinisellä

Hoitotilanteessa metyleenisininen toimii voimakkaana vastalääkkeenä muuntamalla methemoglobiinia takaisin hemoglobiiniksi palauttamalla sen hapenkuljetuskyvyn. Tämän jälkeen happi pääsee kulkeutumaan kaikkialle soluihin ja kudoksiin, joissa sitä tarvitaan. Kun hapen käyttö on palautunut, kaikki potilaan kokemat oireet poistuvat.

Useimmat, jotka käyttävät metyleenisinistä kemiallisten myrkytysten ja yliannosten hoitoon, eivät tiedä, että metyleenisinisen arvo vastalääkkeenä ulottuu paljon pidemmälle kuin sen kyky muuntaa hapettunutta hemoglobiinia takaisin alkuperäiseen muotoonsa. Vuonna 2018 julkaistussa tutkimuksessa, jossa tarkasteltiin metyleenisinisen käyttöä syanidimyrkytyksissä, tutkijat kirjoittivat: "Sen suojavaikutukset näyttävät liittyvän tämän hapetus-pelkistys väriaineen ainutlaatuisiin ominaisuuksiin, jotka annoksesta riippuen voivat suoraan korjata joitakin CN:n [syanidin] aiheuttamia solutason aineenvaihdunnan häiriöitä." Toisin sanoen metyleenisininen korjaa myrkyn turmelemien solujen metabolian.[70]

2. Paras malarialääke

"Jopa vessassa näemme laivastonsinistä", huomauttivat sotilaat, joille annettiin metyleenisinistä toisen maailmansodan aikana. Liittoutuneiden joukot käyttivät eteläisellä Tyynellämerellä laajalti metyleenisinistä malariatartuntojen ehkäisyyn ja hoitoon toisen maailmansodan aikana.[71] Huolimatta siitä, että se piti heidät terveinä ja oli hyvin siedetty, useimmat sotilaat eivät pitäneet siitä, koska se värjäsi virtsan siniseksi.

Ennen metyleenisinistä klassinen lääke malariaan oli kiniini, joka on Etelä-Amerikasta peräisin olevan cinchona-puun kuoren sisältämä alkaloidi. Cinchona-puun kuorta käytettiin malarian hoitoon Euroopassa.[72] On mielenkiintoista, että hiilihappopitoinen juoma, joka tunnetaan nimellä tonic water, sisältää kiniiniä, jota jotkut ihmiset juovat helpottaakseen jalkakramppeja. Jos voit sietää tonic waterin katkeransuloista makua, saat virkistävän ja lääkinnällisen juoman sen sisältämän kiniinin, glukoosin ja hiilidioksidin ansiosta.

Kun metyleenisininen löydettiin ja syntetisoitiin, malarialääkettä voitiin yhtäkkiä valmistaa suuressa mittakaavassa laboratoriossa eikä sitä tarvinnut vaivalloisesti eristää kasvin kuoresta, jota oli saatavilla vain Etelä-Amerikassa. Tämä merkitsi harppausta malarian hoidossa ja lääketieteessä.

Koska metyleenisininen värjää suun ja pyrkii värjäämään virtsan sinivihreäksi, tutkijat alkoivat muuttaa metyleenisinisen molekyylirakennetta ja yrittivät poistaa värin säilyttäen samalla lääkinnälliset ominaisuudet. Kemistien, kuten Ehrlichin oppilaan, Bayerilla työskentelevän Wilhelm

Rohlin, työ johti malariaan käytettävän kinakriinin syntymiseen. Vuonna 1934 Bayerin Hans Andersag muokkasi kinakriiniä, minkä tuloksena syntyi klorokiini, jota käytetään malarian vakiohoitona edelleen.[73]

Olet ehkä kuullut lääkäreiden puhuvan hydroksiklorokiinin käytöstä tehokkaana vastalääkkeenä vuoden 2020 COVID-19-viruspandemiaan. Kävi ilmi, että hydroksiklorokiini on peräisin metyleenisinisestä; metyleenisininen on sen kantayhdiste, mikä paljastaa metyleenisinisen potentiaalin COVID:n ja muiden virusten hoidossa, ja tätä aihetta tutkimme jäljempänä.

Yksi malarian hoidon haasteista on se, että malarialoiset, kuten Plasmodium falciparum, ovat yhä vastustuskykyisempiä tavallisille malarialääkkeille. Tämä on saanut tutkijat, kuten Heidelbergin yliopiston professori Olaf Müllerin, harkitsemaan uudelleen metyleenisinisen käyttöä malarialääkkeenä.[74] Soluviljelykokeet osoittavat, että metyleenisinisellä on huomattava malarialääkkeen teho hyvin pienillä annoksilla. Ehkäpä tärkeintä on, että kokeet osoittavat, että metyleenisinistä vastaan on myös hyvin vähän resistenssiä.[75]

Metyleenisinisen tutkimuksen uusi sukupolvi malarialääkkeenä on osoittanut, että mikään lääke ei pääse lähellekään metyleenisinisen tehoa tai tehokkuutta malariaa vastaan. Tohtori Ehrlich kertoi vuonna 1891 parantaneensa täysin kaksi malariapotilasta metyleenisinisellä.[76] Vastaavasti Radboudin yliopiston lääketieteellisen keskuksen tutkijat Alankomaissa raportoivat vuonna 2018 parantaneensa malariapotilaat täysin metyleenisinisellä *vain 48 tunnissa*.[77] Tämä oli ennennäkemätön nopeus - paljon nopeampi kuin mikään muu tunnettu lääke tai korjaustoimenpide. Lisäksi potilaat eivät enää levittäneet loista, kun hyttynen pisti heitä hoidon jälkeen.

"Metyleenisininen on erittäin lupaava, koska se estää malarian leviämisen pian hoidon jälkeen. On myös viitteitä siitä, että metyleenisininen toimii hyvin myös lajeille, jotka ovat resistenttejä tietyille lääkkeille."
Teun Bousema, tutkimuskoordinaattori

Vaikuttaa siltä, että kaikki metyleenisinisen jälkeen tapahtuneet "edistysaskeleet" uusien malarialääkkeiden osalta eivät olekaan olleet edistysaskeleita, ja metyleenisininen on edelleen voittaja malarialääkkeenä.

Maailman malariapäivänä vuonna 2018 saksalaiset tutkijat julkaisivat meta-analyysin metyleenisinisen käytöstä malarian hoidossa ja totesivat, että se on erittäin tehokas malariaa aiheuttavaa parasiittia vastaan kaikilla endeemisillä alueilla[78]

3. Virussoturi

Loisten, bakteerien, sienten ja virusten elinkaari on vaarassa metyleenisinisen läsnä ollessa. Kun metyleenisinistä käytetään yhdessä valohoidon kanssa, sillä on vielä suurempi antimikrobinen vaikutus bakteereihin, kuten E.coliin ja muihin patogeeneihin,[79] mukaan lukien lääkkeille vastustuskykyiset kannat,[80] sieniin, kuten Candida[81] ja myös moniin yleisiin viruksiin, kuten Zika-, Länsi-Niilin-, Ebola-, hepatiitti- ja HIV-virukset.

"Jos pieru pääsee alusvaatteiden läpi,
virus pääsee maskin läpi."
5-vuotias veljenpoikani

Kun COVID-19-pandemia julistettiin keväällä 2020, veljenpoikani sanat toivat perheelleni ja minulle kaivattua naurua.

Riippumatta siitä, miten suhtaudutte naamarien käyttöön, pakkoeristämiseen tai hallituksen toimiin COVID-19-pandemian aikana, yhdestä asiasta voimme kaikki olla yhtä mieltä: olisi mukavaa, jos meillä olisi keino ehkäistä ja eliminoida viruksia tehokkaasti, jotta meidän ei tarvitsisi enää koskaan joutua kokemaan pandemian myrskyisiä aaltoja.

Metyleenisininen tuhoaa virukset

Metyleenisinisellä on rikas historia tieteellisessä kirjallisuudessa arvokkaana viruslääkkeenä. Se on osoittautunut tehokkaaksi monia ihmiskuntaa vakavasti uhkaavina pidettyjä viruksia vastaan.

Metyleenisininen saattaa olla paras viruslääke, mitä koskaan tulee olemaan, ei ainoastaan COVID-19:n aiheuttaneen viruksen, vaan myös monien muiden suosittujen ja legendaarisesti vaarallisten virusten osalta. Kun valohoito ja metyleenisininen yhdistetään, nämä kaksi tehokasta mitokondriohoitoa toimivat yhdessä ja johtavat tehostuneeseen antiviraaliseen aktiivisuuteen.

Seuraavassa on joitakin esimerkkejä metyleenisinisen aktiivisuudesta, jota se on osoittanut yksinään ja yhdessä valohoidon kanssa. Kun metyleenisinihoitoa käytetään valohoidon kanssa, sitä kutsutaan fotodynaamiseksi terapiaksi, josta saat pian lisätietoja eri sairauksien osalta.

- Metyleenisininen inaktivoi zika- ja Sind bis -viruksen [82]

- Metyleenisininen+valo inaktivoi Länsi-Niilin viruksen[83]

- Metyleenisininen+valo vähentää Ebola-viruksen infektiivisyyttä

- Metyleenisininen+valo vähentää Lähi-idän hengitys-tieoireyhtymäviruksen infektiivisyyttä [84]

- Metyleenisininen+valo vähentää HIV-1:n "alle havaintorajan"

- Metyleenisininen+valo vähentää naudan ripuli-viruksen "alle havaintorajan"

- Metyleenisininen+valo vähentää Pseudorabies-viruksen "alle havaintorajan"

- Metyleenisininen+valo vähentää hepatiitti A -virusta

- Metyleenisininen+valo vähentää sikojen parvovirusta [85]

- Metyleenisininen+valo inaktivoi enteroviruksen 71 [86]

- Metyleenisininen+valo inaktivoi Flaviviruksen [87]

- Metyleenisininen+valo inaktivoi herpesviruksen [88]

- Metyleenisininen+valo inaktivoi Dengue-viruksen [89]

Metyleenisininen ja COVID-19

COVID-19-pandemian aiheuttanut virus (SARS-CoV-2) on vaikuttanut elämäämme merkittävästi ja jollakin tavalla pysyvästi. Oletko koskaan ajatellut eläväsi maailmassa, jossa ihmiset pelkäävät kätellä, halata tai edes olla lähellä jotakuta?

Lähes välittömästi maailman terveysjärjestön julistettua COVID-19-pandemian maaliskuussa 2020, tutkijat eri puolilta maailmaa ryhtyivät kulissien takana etsimään keinoja viruksen lisääntymisen ja leviämisen estämiseksi. Kiinalaiset tutkijat olivat ensimmäisten joukossa tutkimassa metyleenisinisen vaikutuksia COVID-19:ään. Maaliskuussa 2020 he julkaisivat tutkimuksen, jossa raportoitiin, että metyleenisininen voi "eliminoida tehokkaasti SARS-CoV-2:n in vitro *kahdessa minuutissa* [korostus lisätty]."[90] Kaksi minuuttia!? Miksi yleisö ei ole kuullut tästä?

Kesti melko kauan ennen kuin tutkijat muissa maissa seurasivat näitä havaintoja. Lokakuussa 2020 ranskalaiset tutkijat tekivät tutkimuksen monistamisen omassa laboratoriossaan ja päätyivät samaan tulokseen:

Metyleenisinisellä on voimakas antiviraalinen vaikutus SARS-CoV-2:ta vastaan hyvin pieninä annoksina. Heidän tutkimuksessaan todettiin: "Esitämme, että metyleenisininen on lupaava lääke COVID-19:n hoitoon."[91]

Metyleenisinisen muunnos ja COVID-19

Olet ehkä nähnyt nigerialaisen lääkärin Stella Immanuelin videon, jossa hän väittää käyttäneensä hydroksiklorokiinia satojen COVID-potilaiden parantamiseen. Video sensuroitiin nopeasti ja vedettiin pois sosiaalisen median verkkosivuilta. (Miksi se vedettiin pois?) Kävi ilmi, että tämä COVIDiin tehokas lääke on itse asiassa peräisin metyleenisinisestä. Toisin sanoen metyleenisininen on perusta hydroksiklorokiinille, joka on nykyään tehokas malarian ensisijainen hoitomuoto ja jonka sanotaan parantavan COVID-19.

Estääkö metyleenisininen COVID tartunnan?

Syöpäpotilailla on normaalia suurempi riski saada virusinfektio heikentyneen immuunijärjestelmän ja yleisen huonon terveydentilan vuoksi. Kun tutkijat antoivat metyleenisinistä 2500 syöpäpotilaalle, yksikään heistä ei sairastunut COVID-19.[92] Sattumaa? Vai onko metyleenisininen ensiluokkainen ennaltaehkäisevä aine?

Miten COVID näkyy kehossa?

On tärkeää ymmärtää, miten COVID-19 vaikuttaa kehoon. Tapa, jolla se ilmenee, on sinulle nyt tuttu tämän kirjan aiemmista luvuista. Tammikuussa 2021 tehty tutkimus osoitti, että COVID on yksinkertaisesti laajalle levinnyt mitokondrioiden toimintahäiriö.[93] Sen patologia on täsmälleen samanlainen kuin lähes kaikissa muissa sairauksissa, kuten diabeteksessa, syövässä, sydänsairauksissa, lihavuudessa, Alzheimerin taudissa jne.

"Näemmme mitokondrioiden toimintahäiriöitä, aineenvaihdunnan muutoksia, joihin liittyy glykolyysin lisääntyminen potilailla, joilla on COVID-19. Nämä viittaavat siihen, että COVID-19-potilailla mitokondrioiden toiminta on heikentynyt ja energiavaje on kompensoitu siirtymällä metabolisesti glykolyysiin. Tämä SARS CoV-2:n aiheuttama aineenvaihdunnan manipulointi käynnistää tehostetun tulehdusreaktion, joka vaikuttaa osaltaan COVID-19-oireiden vakavuuteen," kirjoittivat tutkijat Kings College Hospitalista Lontoosta, Yhdistyneistä kuningaskunnista ja Alabaman yliopistosta.[94]

Tämä tarkoittaa sitä, että COVID estää solujen aineenvaihduntaa, ja metyleenisininen toimii palauttamalla solujen aineenvaihduntatoiminnot täysin.

Typpioksidi ja COVID-19 hoito

Haluan puuttua viimeaikaiseen tutkimustulvaan, jonka mukaan typpioksidi voi estää COVID-19:n lisääntymisen, mikä on loistava esimerkki tiedeyhteisön tietämättömyydestä. Kyllä, infektoituneen solun energiansaannin tukahduttaminen petrimaljassa myrkyttämällä se typpioksidin kaltaisella vapaalla radikaalilla estää sen kyvyn luoda viruksen lisääntymiseen tarvittavia proteiineja. Mutta reduktionistisen ajattelutavan ja kehon todellisen toiminnan ymmärtämisen puutteen vuoksi nämä tiedemiehet eivät tunnista, että myrkyllisten vapaiden radikaalien antaminen elävään organismiin aiheuttaa ylenpalttisesti kielteisiä vaikutuksia.

Kuten aiemmissa luvuissa on perusteellisesti käsitelty, vahingoittaa typpioksidi voimakkaasti solujen mitokondriotoimintaa ja aineenvaihduntaa kaikissa kehon soluissa. Yksi tärkeimmistä syistä, miksi metyleenisininen on niin tehokas viruksia vastaan, on se, että se *vähentää* typpioksidipitoisuuksia, mikä parantaa energian saatavuutta, tehostaa immuunijärjestelmää ja auttaa kehoa hävittämään viruksen itse.

Vuoden 2021 katsaus metyleenisinisestä

"Ainoa lääke, jonka tiedetään estävän reaktiivisten lajien ja sytokiinien liiallista tuotantoa, on metyleenisininen, edullinen väriaine, jolla on antiseptisiä ominaisuuksia ja jota käytetään tehokkaasti malarian, virtsatieinfektioiden, septisen shokin ja methemoglobinemian hoidossa."[95]

4. Alzheimer ja Parkinson

CDC, Mayo-klinikka ja muut kuuluisat terveysasiantuntijat myöntävät, ettei heillä ole aavistustakaan siitä, mikä aiheuttaa Alzheimerin taudin ja muut dementian muodot. Noin 50 vuoden ajan he ovat keskittäneet rahoitusta geneettiseen tutkimukseen uskoen, että geenivirheet aiheuttavat Alzheimerin taudin, mutta geneettistä teoriaa ei ole koskaan todistettu. Koska he ovat sitoutuneet geneettiseen syy-yhteyteen, he jättävät huomiotta todisteet, jotka johtavat dementian todelliseen syyhyn. Seuratkaamme jälkiä ja valaiskaamme asiaa todisteilla.

Vuonna 2017 julkaistussa uraauurtavassa tutkimuksessa todetaan, että aivojen ikääntyessä mitokondrioiden aineenvaihdunta eli energiantuotanto vähenee ja se on mahdollisesti suurin syyllinen monien neurologisten sairauksien, kuten Alzheimerin ja Parkinsonin taudin, taustalla. [96] Jos aivoilla on riittävästi energiaa, ne toimivat tehokkaasti - muistin nopeudesta, keskittymisestä jne. lähtien. Kun aivojen aineenvaihduntanopeus heikkenee iän myötä, heikkenee myös kykysi ajatella, muistaa ja puhua selkeästi.

Viime vuosina on tullut esiin typpioksidin (NO) rooli dementiaan liittyvien sairauksien, kuten Alzheimerin taudin, muodostumisessa ja etenemisessä. NO:n on esimerkiksi havaittu kerääntyvän Alzheimer-potilaiden aivojen sisällä olevien plakkien ympärille,[97] ja on myös esitetty hypoteesi, että NO voisi olla vastuussa Alzheimerin taudissa ja muissa dementian muodoissa esiintyvästä aivosolujen kuolemasta.[98] Kaikki viittaa siihen, että typpioksidin estäjän, kuten metyleenisinisen, käyttö voisi olla huomattavan tehokas väline dementian hoidossa.

Metyleenisinisen kiehtova ja hyödyllinen ominaisuus aivosairauksien hoidossa on, että kun se kerran on päässyt elimistöön, sillä on taipumus kertyä aivoihin, juuri sinne, missä sitä tarvitaan. Siksi sen mahdollisuudet ovat erityisen kiinnostavat dementian ja kaikenlaisten aivoihin liittyvien häiriöiden hoidossa.

Asetyylikoliinimyytti

Jos nykyiset Alzheimer-potilaille määrätyt lääkkeet toimisivat, tautia ei olisi enää olemassa. Tauti *on* kuitenkin olemassa - ja sen esiintyvyys on suurempi kuin koskaan aiemmin historiassa ja sen odotetaan lisääntyvän tulevaisuudessa. Olen lisännyt kappaleen asetyylikoliinin roolista Alzheimerin taudissa ja aivojen ikääntymisessä selventääkseni joitakin virheellisiä käsityksiä ja selittääkseni, miksi lääkäreillä ei ole välineitä eikä tietoa auttaa jotakuta, jolla on tämä sairaus. Tohtori Ray Peat selittää...

"Nykyinen suosittu lääketieteellinen lähestymistapa Alzheimerin taudin hoitoon on yrittää lisätä asetyylikoliinin määrää estämällä entsyymi, joka hajottaa sitä. He ovat osoittaneet, että se ei toimi, joten he tarvitsevat uuden perustavanlaatuisen teorian, mutta heidän teoriansa on niin virheellinen, että heidän on vaikea päästä uudelle lääkehoitolinjalle.

Asetyylikoliini on välttämätöntä ja osa tietoista säätelyämme ja monia biologisia prosesseja, mutta se aktivoi entsyymin, joka tuottaa typpioksidia ja typpioksidi estää energiantuotantoa. Myrkyllisyys hermoille (eksitotoksisuus) teki natriumglutamaatista pahamaineista, koska liian suuri määrä sitä aktivoi liikaa asetyylikoliinin tuotantoa, joka tuottaa liikaa typpioksidia.

Typpioksidi myrkyttää kyvyn hapettaa glukoosia hiilidioksidiksi, lisää maitohappoa, solulla on vähemmän energiaa ja se on asetyylikoliinin kiihottama, joten sen alttius kuolla, on suhteessa asetyylikoliinin liialliseen kiihotukseen."

Tri Ray Peat

Jälleen kerran todellisuus osoittautuu juuri päinvastaiseksi, kuin mitä voittoa tavoitteleva valtavirran lääketeollisuus väittää. Asetyylikoliinia kertyy sekä aivojen että kehon ikääntyessä, joten asetyylikoliinia entisestään lisäävät lääkkeet, joita lääkärit määräävät, vain pahentaa tilannetta.

Järkevä lähestymistapa Alzheimerin taudin hoitoon on vähentää asetyylikoliinin tuotantoa ja toimintaa aivoissa. Alla on lueteltu joitakin olemassa olevia tieteellisiä todisteita, jotka tukevat ajatusta, että liian suuri määrä asetyylikoliinia voi vaikuttaa kielteisesti aivojen ja kehon terveyteen:

- Hitaiden aaltojen unen (SWS) aikana matalat asetyylikoliinitasot hippokampuksessa ovat välttämättömiä deklaratiivisten muistojen pitkäaikaisen tallentumisen kannalta. Tutkimukset ovat osoittaneet, että asetyylikoliinin lisääminen SWS:n aikana "esti kokonaan SWS:ään liittyvän sanaparien muistamisen säilymisen ihmisillä. "[99]

- Lääkkeillä, jotka estävät asetyylikoliinin tuotantoa (estämällä nikotiinin asetyylikoliinireseptoreita), on eläinkokeissa ollut masennuslääkkeen kaltaisia vaikutuksia.[100][101]

- Nokkosihottumaa sairastavien ihmisten ihossa on yleensä enemmän asetyylikoliinia, mikä aiheuttaa histamiinin ylituotantoa ja vähentää hikoilua. Asetyylikoliinia estäviä aineita tutkitaan parhaillaan estämään nokkosihottuman puhkeamista.[102][103]

Asetyylikoliinin vähentäminen

Asetyylikoliinin alentamiseen on kaksi lähestymistapaa. Ensinnäkin estetään asetyylikoliinin tuotanto estämällä asetyylikoliinireseptoreita. Toiseksi lisätään koliiniesteraasia, entsyymiä, joka hajottaa asetyylikoliinia.

1. **Miten asetyylikoliinin tuotantoa vähennetään**
   Metyleenisininen vähentää asetyylikoliinin tuotantoa estämällä asetyylikoliinireseptoreita.[104]

2. **Miten lisätä asetyylikoliinin hajoamista**
   "Runsaat virikkeet lisäävät asetyylikoliinia hajottavaa entsyymiä", sanoo tohtori Peat. Siihen kuuluu "paljon hauskaa, mielenkiintoisten asioiden lukeminen ja mielenkiintoisten ihmisten kanssa puhuminen".

Parantaako metyleenisininen dementiaa?

Vuonna 2019 tutkijat antoivat Alzheimer-potilaille 8-16 mg metyleenisinistä päivittäin ja seurasivat samalla heidän aivotoimintaansa. He näkivät, että metyleenisininen hoito pysäytti Alzheimerin taudin kokonaan.[105][106]

"Hoito 8mg-16mg metyleenisinisellä päivittäin vähensi kognitiivista heikkenemistä yli 85 %! Tämä on kieroutuneen lääketieteen ammattikunnan tapa sanoa, että metyleenisininen pysäytti tehokkaasti Alzheimerin taudin tai ainakin sen oireet. Kyseessä on kuitenkin eräänlainen dementia. Ehkä yhtä tärkeää on, että siinä todettiin, että nykyisin Alzheimerin taudin oireiden hoitoon hyväksytyt lääkkeet häiritsevät metyleenisinisen terapeuttista hyötyä, kun niitä annetaan yhdessä sen kanssa!"

Georgi Dinkov

Kun hoito pysäyttää kognitiivisen heikkenemisen 85 prosentilla 65 viikon aikana, kuten se teki tutkimuksessa, missä vaiheessa sanomme, että se paransi potilaan? Jos vastauksesi on 100 prosenttia, metyleenisininen on ehkä niin lähellä parannusta kuin mahdollista.

Dementian hoitoannos

Niille, jotka ovat kiinnostuneita käyttämään metyleenisinistä Alzheimerin taudin hoidossa, tärkeä tutkimustulos oli, että 200 mg metyleenisinistä *ei ollut suurempaa hyötyä* kuin paljon pienemmästä 8 mg:n annoksesta. Tutkimuksessa todettiin, että metyleenisininen on terapeuttinen enintään 16 mg:n annoksilla, eivätkä potilaat saisi lisähyötyä suuremmista annoksista. "Hoitohyödyn ennustetaan olevan suurimmillaan 16 mg/vrk monoterapiana", tutkijat raportoivat.

Metyleenisininen ja Alzheimerin taudin tunnusmerkit

Alzheimer-potilaiden aivojen tutkijat huomasivat muutamia asioita, jotka ovat potilaille yhteisiä tai yleisiä ja joita he kutsuvat taudin tunnusmerkeiksi. Yksi tunnusmerkki on epänormaalisti muotoillut tau-proteiinit eli "neurofibrillaariset kerät" aivosolujen eli neuronien sisällä.

Tunnusmerkki 1: Neurofibrillaariset "kerät"

Kun hiiriltä puuttuu geneettisesti tau-proteiini, niiden aivosolut eivät toimi kunnolla, mikä saa tutkijat uskomaan, että Alzheimer-potilaiden aivosoluissa esiintyvillä epämuodostuneilla tau-proteiineilla on osuutta tautiin. Soeda, Saito, Maeda, Nakamura, Kojima ja Takashima, tutkijaryhmä Gakushuinin yliopistosta ja Keion yliopiston lääketieteellisestä tiedekunnasta Japanista, julkaisivat vuonna 2019 tutkimuksen, jossa kerrotaan, että metyleenisininen voi korjata tämän ongelman estämällä tau-neurofibrillaaristen kerien muodostumista aivoissa.[107]

Tunnusmerkki 2: Beta-amyloidiplakit

Toinen Alzheimerin taudin klassinen tunnusmerkki on aivosolujen ympärillä olevat beta-amyloidiplakit. Merkillepantavaa on, että metyleenisininen on tieteellisesti osoitettu estävän beta-amyloidiplakkien muodostumista hermosolujen ulkopuolelle.[108]

Kuten olet nähnyt kirjan tässä luvussa, todisteet viittaavat siihen, että metyleenisininen poistaa molemmat Alzheimerin taudin tunnusmerkit. Ei mikään huono suoritus kangasväriltä.

Lääketeollisuuden valheet ja manipulointi

Heinäkuussa 2016 valtavirran tiedotusvälineet kertoivat, että TauRx Pharmaceuticalsin kehittämä metyleenisinisen patentoitu muunnos LMTX "ei parantanut kognitiivisia ja toiminnallisia taitoja lievää tai keskivaikeaa Alzheimerin tautia sairastavilla potilailla".[109] Mutta odota! Kliinisen tutkimuksen tarkempi tarkastelu paljastaa, että metyleenisininen epäonnistui vain silloin, kun se yhdistettiin erittäin eksitotoksisiin lääkkeisiin, joita käytetään nykyisin Alzheimerin taudin hoidossa. Potilailla, jotka saivat metyleenisinistä yksinään, hoito toimi.

"...Mutta hämmentävästi lääkkeestä oli merkittävää hyötyä noin 15 prosentilla tutkimukseen osallistuneilla potilailla, jotka eivät käyttäneet tavanomaisia Alzheimer-lääkkeitä, ilmenee keskiviikkona Torontossa järjestetyssä Alzheimerliiton kansainvälisessä konferenssissa julkistetuista tuloksista." Lääkeyhtiöiden klassisen manipulointistrategian mukaisesti potilaille annettiin myrkkyä yhdessä metyleenisinisen kanssa, jotta se vaikutti tehottomalta, eikä metyleenisinisen tutkimusta jatkettu.

Marraskuussa 2017 julkaistiin toisen vaiheen tutkimuksen tulokset, jotka osoittivat jälleen kerran pelkän metyleenisinisen hyödyt yksin käytettynä. Pyrkimykset estää metyleenisinistä koskeva tutkimus näyttää epäonnistuneen, sillä tutkijat totesivat: "Saadaksemme selkeämmän käsityksen LMTX:n vaikutuksista, tarvitsemme nyt huolellisesti suunniteltuja tutkimuksia, joissa keskitytään pelkästään LMTX:ään ja joissa ei ole mukana ihmisiä, jotka käyttävät muita Alzheimer-lääkkeitä."[110] Tutkimus jatkuu.

Alzheimerin taudin *metaboliset* tunnusmerkit

Dementian yksityiskohdat voivat olla äärettömän monimutkaisia. Totuus voidaan yksinkertaistaa ymmärtämällä, että mitokondrioiden aineenvaihdunnan heikkeneminen aiheuttaa Alzheimerin ja Parkinsonin taudin kaltaisia sairauksia. Olemme tarkastelleet joitakin Alzheimerin taudin tunnusmerkkejä, joita korostetaan yleisesti, mutta on selvää, että nämä tunnusmerkit: beeta-amyloidiplakkien ja neurofibrillaaristen kerien muodostuminen ovat pikemminkin *seurauksia* kuin syitä. Plakit ja kerät ilmestyvät soluaineenvaihdunnan energiantuotannon heikentymisen jälkeen.

Olen ottanut vapauden kuvata kaksi dementian metabolista tunnusmerkkiä, jotka näyttävät edustavan paljon tarkemmin dementiaa ja muita hermostorappeutumia aiheuttavia fysiologisia olosuhteita.

Tunnusmerkki 1: Mitokondrioiden heikkeneminen.

Alzheimerin taudissa yksi aineenvaihdunnan erityispiirteistä on kompleksi IV:n toiminnan heikkeneminen solujen mitokondrioissa. Elektroninsiirtoketjun kompleksi IV sisältää sytokromi-c-oksidaasientsyymin, joka on suoraan vuorovaikutuksessa hapen kanssa ja katalysoi soluhengityksen viimeisen vaiheen. Metyleenisininen korjaa kompleksi IV toimintaa.

Vuonna 2007 tehdyssä eläinkokeessa rotille annettiin metyleenisinistä (1 mg/kg) kerran päivässä kolmen päivän ajan, ja havaittiin, että rottien aivojen sytokromi-c-oksidaasin aktiivisuus oli 70 prosenttia suurempi tässä koeryhmässä kuin lumelääkettä saaneessa ryhmässä.[111] Metyleenisinisen hoidon aiheuttaman muistin paranemisen selitettiin johtuvan aivojen metabolisen aktiivisuuden lisääntymisestä.

Vuonna 2008 Kaliforniassa sijaitsevan Children's Hospital Oakland Research Instituten Nutrition & Metabolism Centre - keskuksen tutkijat raportoivat, että metyleenisininen pidentää ihmissolujen elinikää tehostamalla mitokondrioiden toimintaa, erityisesti kompleksi IV:n toimintaa. "metyleenisininen lisää mitokondrioiden kompleksi IV:n toimintaa 30 prosenttia, parantaa solujen hapenottokykyä 37-70 prosenttia, lisää hemisynteesiä ja korjaa ennenaikaisen vanhenemisen [ikääntymisen]. "[112]

"Tulokset ovat hyvin rohkaisevia", sanoi tutkija Tri Atamna. "Haluaisimme yrittää ehkäistä ikääntymiseen liittyvää fyysistä ja kognitiivista heikkenemistä keskittyen Alzheimerin tautia sairastaviin ihmisiin. Yksi Alzheimerin taudin keskeisistä tekijöistä on mitokondrioiden toimintahäiriö, erityisesti kompleksi IV:n toimintahäiriö, jota metyleenisininen parantaa. Tuloksemme osoittavat, että metyleenisininen parantaa mitokondrioiden toimintaa ja lisää aivojen mitokondriovarantoa. Riittävä mitokondrioreservi on olennaisen tärkeä ikääntymiseen liittyvien sairauksien, kuten Alzheimerin taudin, ehkäisemiseksi."

"Mahdollisesti meillä on ihmelääke," sanoi tohtori Ames. "On todella jännittävää huomata, että tavallisella ja halvalla lääkeaineella voidaan parantaa ja pidentää elämänlaatua hoitamalla näin vakavia sairauksia."[113]

Tunnusmerkki 2: Aivojen glukoositasojen lasku.

Kun tutkitaan syvällisemmin dementiassa ilmenevää aineenvaihdunnan häiriötä, Philadelphiassa sijaitsevan *Temple Universityn Lewis Katz School of Medicine* yliopiston tutkimuksessa todetaan, että yksi Alzheimerin taudin varhaisimmista merkeistä on aivojen glukoosipitoisuuden lasku.[114]

"Viime vuosina kuvantamistekniikoiden, erityisesti positroniemissiotomografian (PET), kehittyminen on antanut tutkijoille mahdollisuuden etsiä hienovaraisia muutoksia eriasteisesti kognitiivisesti heikentyneiden potilaiden aivoissa", selittää lääketieteen tohtori Domenico Pratico, joka on professori Translationaalisen lääketieteen keskuksessa (Center for Translational Medicine at the Lewis Katz School of Medicine at Temple University, LKSOM). "Yksi johdonmukaisesti raportoiduista muutoksista on glukoosin väheneminen hippokampuksessa."

Näiden löydösten perusteella kaikkia dementian ja neurodegeneraation muotoja voitaisiin kutsua tarkasti aivojen diabetekseksi, tilanteeksi, jossa aivosolut eivät pysty käyttämään glukoosia. Millainen rooli (jos sellainen on) metyleenisinisellä voi olla solujen glukoosinkäytön palauttamisessa?

Vuonna 2015 tehdyssä tutkimuksessa raportoidaan, että astrosyyttien (tähden muotoisia, aivojen ja selkäytimen aivotoiminnalle välttämättömiä) hoitaminen metyleeni-sinisellä "lisäsi merkittävästi solujen hapenkulutusta, glukoosinottoa ja ATP:n tuotantoa"[115].

Metyleenisininen ja punavalo dementiassa

Metyleenisininen ja punainen valo erottuvat aivosairauksien osalta kahtena lupaavimpana hoitomuotona. Ne ovat kaksi laajalti tutkittua vaikutusmekanismia aivojen mitokondriohengityksen parantamisessa, koska ne pystyvät vaikuttamaan suoraan solujen aineenvaihduntaan ja korjaamaan siinä esiintyviä puutteita. Punaisella valolla ja metyleenisinisellä "on samanlaisia suotuisia vaikutuksia mitokondrioiden toimintaan, oksidatiivisiin vaurioihin, tulehdukseen ja myöhempiin käyttäytymisoireisiin", todetaan vuoden 2020 katsauksessa.[116] Metyleenisinisen ja punaisen valon yhdistäminen dementian hoitoprotokollassa vaikuttaa lupaavalta tekniikalta, jolla voidaan synergisesti maksimoida terapeuttinen teho ja nopeuttaa aineenvaihdunnallisesti viallisten aivosolujen toipumista.

5. Aivoja vahvistava voimanpesä

Vasta noin 100 vuotta metyleenisinisen löytämisen jälkeen tutkijat alkoivat ymmärtää sen valtavat mahdollisuudet parantaa aivotoimintaa. Eläinkokeessa 1970-luvulla paljastui, että rottien muisti parani aineen nauttimisen jälkeen. Metyleenisinisen vaikutuksia aivoihin tutkittiin tarkemmin vasta vuosikymmeniä myöhemmin. Kun ne alkoivat, raportit olivat yhtä lupaavia myös ihmisillä.

Viime vuosina metyleenisininen on ollut suosittu suorituskykynsä parantelijoiden keskuudessa aivoja vahvistavana yhdisteenä, jota käytetään henkisen suorituskyvyn parantamiseen. Tämän väriaineen kyky läpäistä nopeasti veri-aivoeste ja kerääntyä aivoihin, tekee siitä täydellisen ehdokkaan aivotoimintaa parantavaan hoitoon. Sisään päästyään metyleenisininen parantaa mitokondrioiden tehokkuutta ja suojaa aivosoluja vaurioilta antioksidanttitoimintojensa avulla, mikä parantaa muistia, mielialaa ja yleistä kognitiota.

Yksi annos parantaa aivojen aktiivisuutta

Tohtori Timothy Duong ja hänen kollegansa Teksasin yliopiston terveystieteiden keskuksessa tekivät ensimmäisen ihmistutkimuksen, jossa tutkittiin metyleenisinisen vaikutusta muistiin ja tarkkaavaisuuteen vuonna 2016.[117] Satunnaistetussa, lumekontrolloidussa, kliinisessä kaksoissokkotutkimuksessa annettiin metyleenisinistä (0,5-4,0 mg/kg) suun kautta kahdellekymmenellekuudelle 22-62-vuotiaalle osallistujalle, jotta voitaisiin selvittää, voisiko aine lisätä aivojen aktiivisuutta ja parantaa suorituskykyä muistiin ja tarkkaavaisuuteen liittyvissä tehtävissä.

Osallistujille tehtiin toiminnallinen magneettikuvaus (MRI) ennen pientä annosta metyleenisinistä tai lumelääkkeen antamista ja tunti sen jälkeen, jotta voitiin arvioida metyleenisinisen vaikutuksia aivoverenkierron toimintaan tehtävien aikana. Tutkimuksessa havaittiin, että metyleenisinisen kerta-annos suun kautta paransi osallistujien lyhytkestoista muistia ja tarkkaavaisuutta. "Metyleenisininen lisäsi oikeita vastauksia 7 prosenttia muistikokeessa", tutkimuksessa kerrotaan.

"Tämä työ luo varmasti perustan metyleenisinisellä tehtäville tuleville tutkimuksille terveen ikääntymisen, kognitiivisen heikkenemisen, dementian ja muiden sairauksien suhteen, joissa on hyötyä lääkkeen parantamasta muistista", tohtori Duong sanoi.[118]

Metyleenisininen parantaa mitokondrion toimintaa

Kuten aiemmin mainittiin, yksi dementian tunnusmerkeistä on heikentynyt mitokondriokompleksi IV, jonka aktiivisuutta voidaan lisätä käyttämällä metyleenisinistä. Mutta entä kompleksit I-III? Tätäkin on tutkittu: "metyleenisininen lisää merkittävästi mitokondriokompleksien I-III aktiivisuutta eristetyissä mitokondrioissa ja tehostaa hapenkulutusta ja glukoosinottoa. "[119] Metyleenisininen kohdistuu kaikkiin mitokondrioiden hengitysketjun neljään kompleksiin, mikä selittää tämän merkittävän terapeuttisen sinisen väriaineen aivoja edistävät edut.

Typpioksidi heikentää aivoja

Viimeinen mekanismi metyleenisinisen kognitiivisille hyödyille on typpioksidin väheneminen aivoissa, minkä on todettu suojaavan kognitiiviselta heikkenemiseltä. "Kaiken kaikkiaan havaintomme viittaavat siihen, että NO:n vapautumisen puute voi suojella koe-eläimiä jossain määrin ikään liittyvältä kognitiiviselta heikkenemiseltä muistitehtävissä..."[120] Typpioksidin estäjä metyleenisininen ylläpitää aivosolujen tehokasta soluaineenvaihduntaa ja suojaa aivoja dementialta ja ikääntymiseen liittyvältä heikkenemiseltä.

6. Ei enää masennusta

Yli 264 miljoonaa ihmistä maailmassa kärsii tällä hetkellä kliinisestä masennuksesta, mutta nämä ovat vain virallisesti diagnosoitujen lukuja. Totuus on, että me kaikki kärsimme masennusjaksoista eri vaiheissa elämäämme. Eikö siksi olisi hyödyllistä ymmärtää, mitä kehon sisällä tapahtuu masennuksen aikana ja miten ongelmaa voidaan hoitaa?

Monille masennuksesta kärsiville ihmisille määrätään SSRI-lääkkeitä. Kuitenkin loputtomalla listalla vakavia sivuvaikutuksia, kuten painonnousua, unettomuutta, seksuaalisia toimintahäiriöitä, emotionaalista irrottautumista, uneliaisuutta, ahdistuneisuutta, levottomuutta, kiihtyneisyyttä, vapinaa, päänsärkyä, näön hämärtymistä, maniaa, psykooseja, aistiharhoja, itsemurha- ja henkirikosajatuksia, voisi varmaankin todeta, että ne eivät toimi? Yleisön tietämättä tiedemiehet ovat jo vuosia tienneet, että masennuksen perimmäinen syy *ei* ole serotoniinin välittäjäaineen puute.

Serotoniinihypoteesi on *VÄÄRÄ!*

Kliinisen masennuksen "serotoniinihypoteesi" on ollut olemassa yli 50 vuotta, ja sen mukaan masennuksen syynä on serotoniinin puute. Tämä hypoteesi on selkäranka koko SSRI-lääkehoidolle, jota miljoonat ihmiset maailmanlaajuisesti käyttävät. Ongelma on kuitenkin se, että serotoniinihypoteesia ei ole koskaan todistettu. Itse asiassa ajatus siitä, että serotoniinin riittämättömyys aiheuttaa masennusta, on niin kaukana todellisuudesta, että vuonna 2015 julkaistussa katsauksessa tutkijat kutsuivat serotoniinihypoteesia salaliittoteoriaksi, jota lääkevalmistajat ylläpitävät myydäkseen lääkkeitä hyväuskoiselle yleisölle.[121]

"Epäluotettavien kliinisten biokemiallisten löydösten ja serotoniiniaktiivisuuden muutosten yhdistämisen vaikeus mielialatilaan, ovat antaneet serotoniinihypoteesille lopulta "salaliittoteorian" aseman, jonka julkilausuttu tarkoitus oli antaa lääketeollisuudelle mahdollisuus markkinoida selektiivisiä serotoniinin takaisinoton estäjiä (selective serotonin reuptake inhibitors, SSRis) hyväuskoiselle yleisölle." Lääketeollisuus huijaa kaikkia SSRI-valmisteita käyttäviä ihmisiä ja heidän terveytensä ja elämänlaatunsa todennäköisesti heikkenee, lääkevalmistajien taloudellisen hyödyn vuoksi.

Toivottavasti masennusta koskeva uusi paradigma ja sen ratkaisut, joita aion tarjota, poistavat masennuksen tämän viimeisen kohdan jälkeen.

Serotoniini: aggressio, masennus ja stressi

Yllättyisitkö, jos kertoisin, että "onnellisuushormoni" serotoniini ei ole lainkaan hormoni? Tai että serotoniini *aiheuttaa* masennusta? Entä jos sanoisin, että syöpää sairastavilla ihmisillä on kohonnut serotoniinipitoisuus?

Epäonnistunut "serotoniinihypoteesi" viittaa siihen, että serotoniini ei osallistu ihmisten "onnellisuuden" tuottamiseen ja pitkä luettelo vakavista sivuvaikutuksista kertoo, että se toimii tavalla, joka ei ole suotuisa terveydelle. Niin kauan kuin SSRI-lääkkeiden myynnillä tienataan miljardeja dollareita, iltauutiset eivät valitettavasti koskaan kerro niitä vastaan esitettyjä väiteitä. Tämä saa miettimään, kuinka kauan kestää, ennen kuin maailma tajuaa, että serotoniini on itse asiassa osallisena aggressiossa, masennuksessa ja stressissä.

"Reserpiini on ikivanha rauhoittava aine, joka on peräisin Intialaisesta vuosisatoja käytetystä kasvista. Sillä on voimakas rauhoittava vaikutus, sitä on käytetty verenpainetaudin hoitoon, ja sen todettiin olevan masennuslääke (Davies ja Shepherd, 1955). Se alentaa serotoniinipitoisuutta aivoissa ja muissa kudoksissa."

Tri Raymond Peat

Stressin rooli masennuksessa

Stressin on jo vuosikymmenien ajan tiedetty laukaisevan masennusoireita. Tammikuussa 2021 yhdysvaltalaiset ja kiinalaiset tutkijat tekivät yhteistyötä Translational Psychiatry -lehdessä julkaistussa tutkimuksessa, jossa tutkittiin nuorten masennusta käyttämällä kädellisten stressin aiheuttamaa masennusmallia. Apinat joutuivat kohtaamaan stressitekijöitä, kuten veden puutetta, paastoa, tilarajoituksia, kylmästressiä, stroboskooppivaloa ja väistämättömiä jalkatärähdyksiä. Tutkimus vahvisti, että krooniset ja ennalta arvaamattomat lievät stressitekijät voivat aiheuttaa masennuksen kaltaista ja ahdistusta muistuttavaa käyttäytymistä ja lisätä samalla stressihormoni kortisolia sekä vähentää aineenvaihduntaa. [122] .

Tutkimuksessa stressin kolme ensisijaista biologista seurausta ovat:

1. Stressi *aiheutti* masennusta ja ahdistusta

2. Stressi *lisäsi* stressihormoni kortisolia

3. Stressi *vähensi* aineenvaihduntaa

Ei ole epäilystäkään siitä, että nykyaikainen elämä on täynnä lieviä kroonisia stressitekijöitä ja toisinaan vakavia kroonisia stressitekijöitä - ja nämä stressitekijät vaikuttavat osaltaan masennusepidemiaan itsessämme ja ympärillämme olevissa ihmisissä. Edellä esittelemäni tutkimus johtaa meidät löytämään masennuksen ensisijaisen syyn.

Masennus on aineenvaihduntasairaus

Aivot ovat ainutlaatuiset siinä mielessä, että ne ovat tiukasti riippuvaisia glukoosista metabolisen energiantarpeensa tyydyttämiseksi. Aivot ovat ainutlaatuiset myös siksi, että suhteessa muihin kehon osiin ne tarvitsevat suhteessa paljon enemmän energiaa painoonsa nähden kuin muu keho.

Vaikka aivojen osuus ihmisen painosta on tyypillisesti noin 2 prosenttia, ne kuluttavat noin 20 prosenttia kehon energiasta ja tämä energiamäärä kuluu levossa! Lukiessa, kuntoillessa tai suoritettaessa mitä tahansa kognitiivisesti vaativaa toimintaa aivosolut kuluttavat paljon enemmän energiaa. Itse asiassa aivot kuluttavat 10 kertaa enemmän energiaa kudosgrammaa kohden kuin muu keho.

Kun glukoosi, joka on aivosolujen aineenvaihdunnan tärkein polttoaine, on vähissä, aivojen energiansaanti katkeaa nopeasti. Tässä aineenvaihdunnallisessa puutostilassa ihminen alkaa kokea kaikkia *masennuksen* tunteita, käyttäytymistä sekä merkkejä ja oireita.

PLoS One -lehdessä vuonna 2017 julkaistu tutkimus osoittaa, että huonon aineenvaihdunnan ja masennuksen välillä on yhteys.[123] Vuonna 2018 tutkitussa laajassa, monimuotoisessa aikuisten joukossa masennus liittyi aineenvaihdunnan häiriöihin.[124] Masennusta koskevat tieteelliset tutkimukset ovat vieneet meitä eteenpäin, ne ovat kumonneet väärän serotoniiniteorian ja tuoneet meidät ajan mittaan vahvistuneeseen ja mitä ilmeisempään päätelmään: masennus on aineenvaihduntahäiriö.

"Näemme solujen energiantuotannon ja masennuksen välillä odottamattoman yhteyden, jota on aina pidetty mielialahäiriönä", toteaa professori Fliny, joka on molekyylipsykiatrian professori Oxfordin yliopistossa Yhdistyneissä kuningaskunnissa.[125]

Naisten masennus yleisempää kuin miesten

Harvard Medical Schoolin mukaan "naiset sairastuvat vakavaan masennukseen noin kaksi kertaa todennäköisemmin kuin miehet".[126] Tämä havainto perustuu laajaan, vuonna 2017 tehtyyn tutkimukseen, jossa todettiin, että sukupuolten väliset erot masennuksessa alkavat jo 12-vuotiaana ja että tytöt ja naiset sairastuvat masennukseen kaksi kertaa todennäköisemmin kuin miehet.[127]

Mutta edes arvostettu Harvardin yliopisto ei tarjoa juurikaan syitä siihen, miksi naiset ovat alttiimpia masennukselle, vaan toteaa: "On edelleen epäselvää, miksi sukupuolten väliset erot masennuksessa ovat olemassa."

Masennus on yleisempää naisilla kuin miehillä, samasta syystä kuin migreeni on 2-3 kertaa yleisempää naisilla ja autoimmuunisairaudet ovat jopa 10 kertaa yleisempiä naisilla: naisilla on korkeampi estrogeenitaso. Ei ole sattumaa, että kun estrogeenitaso saavuttaa huippunsa naisen kuukautiskierron aikana noin päivinä 22-24, myös masennuksen esiintyvyyden on todettu suhteellisesti lisääntyvän.

Seuraavassa on neljä erityistä biologista reittiä, jotka auttavat selittämään, miksi masennus on naisilla yleisempää kuin miehillä (neljä tapaa, joilla estrogeeni aiheuttaa masennusta):

1. **Estrogeeni lisää serotoniinia** Estrogeenialtistuksen seuraus on, että se lisää serotoniinin tuotantoa. "Nämä tulokset viittaavat siihen, että estrogeeni voi lisätä serotoniinin synteesiä", päättelivät tutkijat Washingtonin yliopistosta.[128]

2. **Estrogeeni lisää kortisolia** Vuonna 2007 tehdyssä tutkimuksessa, jossa selvitettiin suun kautta otettavan estrogeenin vaikutusta 37 naisella, stressihormoni kortisolin seerumipitoisuuksien todettiin olevan 67 prosenttia korkeammat kuin kontrolliryhmällä.[129] Kortisoli on stressihormoni, ja stressi aiheuttaa masennusta.

3. **Estrogeeni tukahduttaa kilpirauhasen toimintaa** Estrogeeni lisää verenkierron monityydyttämättömien vapaiden rasvahappojen pitoisuuksia. Monityydyttymättömät rasvahapot tukahduttavat immuunijärjestelmää, estävät soluhengitystä ja tukahduttavat voimakkaasti kilpirauhasen toimintaa. Lopputuloksena estrogeenin aiheuttaman kilpirauhasen vajaatoiminnasta on solujen kyvyttömyys hapettaa glukoosia ja *alhaisempi aineenvaihduntanopeus*, jotka on yhdistetty suoraan masennukseen.

4. **Estrogeeni lisää typpioksidia** Estrogeenin tiedetään lisäävän typpioksidin tuotantoa aktivoimalla

typpioksidisyntaasia,[130] ja typpioksidilla on kriittinen rooli masennuksessa.

Typpioksidi on keskeinen tekijä masennuksessa

Jotta masennusta voitaisiin todella ymmärtää, on tarpeen ottaa etäisyyttä serotoniiniin ja välittäjäaineisiin liittyviin kulttuurisiin uskomuksiin ja tarkastella laajempaa biologista kuvaa.

Yleisö, lääkärit, jotkut tiedemiehet ja jopa luontaislääkärit on opetettu näkemään typpioksidi (NO) tekijänä, joka lisää veren virtausta aivoissa ja kehossa. He eivät ymmärrä, että "alhaiset NO-pitoisuudet ovat neuroprotektiivisia ja välittävät fysiologista signalointia, kun taas korkeammat pitoisuudet välittävät neuroinflammatorisia toimintoja ja ovat neurotoksisia. "[131] .

Kun typpioksidi lisääntyy aivoissa ja kehossa, lisääntyy myös kaksi erilaista vapaata radikaalia: reaktiiviset typpilajit ja reaktiiviset happilajit. Tämä johtaa siihen, että tulehdusta edistävien sytokiinien tuotanto lisääntyy. Typpioksidi on vastuussa siitä, että masentuneilla ihmisillä esiintyy usein korkeita tulehdustasoja. Aivot tulessa!

Näiden havaintojen perusteella meidän pitäisi odottaa, että masentuneilla ihmisillä on korkeampi typpioksidipitoisuus kuin ei-masentuneilla ihmisillä. Tehtäessä tutkimusta rotilla ja ihmisillä, joilla oli vakava masennushäiriö, todettiin: "plasman NO-pitoisuudet olivat merkitsevästi koholla sekä urospuolisilla CUS-rotilla että miespuolisilla vakavasti masentuneilla potilailla."[132] Toisessa tutkimuksessa psykoomotorisen hidastuneisuuden vaikeusaste, jota oli havaittavissa vakavaa masennusta sairastavilla ihmisillä, oli merkitsevästi korreloitunut seerumin typpioksidi-pitoisuuteen. [133]

Typpioksidin estäjät masennuslääkkeinä

Typpioksidin *estäjiä* on viime vuosina tutkittu masennuslääkkeinä. Typpioksidiin kohdistaminen näyttää olevan paljon lupaavampi kohde masennuksen hoidossa kuin serotoniini tai muut välittäjäaineet, koska typpioksidi säätelee välittäjäaineiden ilmentymistä ja tulehdusta edistävien sytokiinien vapautumista.

Rotilla typpioksidin estämisellä oli pakkouintikokeessa masennusta ehkäiseviä vaikutuksia, mikä tarkoittaa, että se auttoi niitä säilyttämään toivonsa ja jatkamaan uintia sen sijaan, että ne olisivat luovuttaneet ja hukkuneet. Jos ajattelet elämää eräänlaisena "pakkouintikokeena", se tarkoittaa, että nämä tulokset voisivat olla hyvin sovellettavissa meidänkin moderniin elämäämme.[134]

Kaikki tämän jakson aiemmat asiat ovat johtaneet meidät metyleenisiniseen - esityksen tähteen - lääkkeeseen, joka tunnetaan kyvystään estää tehokkaasti typpioksidin tuotantoa monin eri tavoin ja jota on käytetty psykiatriassa jo yli vuosisadan ajan.

Metyleenisininen: masennuslääke?

Tutkijat antoivat vakavasti masentuneille potilaille yhden annoksen metyleenisinistä päivittäin kolmen viikon ajan, ja "metyleenisinistä saaneilla potilailla parannus oli huomattavasti suurempi kuin lumelääkettä saaneilla."

Huomionarvoista on, että merkittävät parannukset saavutettiin potilailla jo pienimmälläkin annoksella, joka oli vain 15 mg/vrk.[135]

Metyleenisininen ja kaksisuuntainen mielialahäiriö

Kaksisuuntainen mielialahäiriö, jota aiemmin kutsuttiin maaniseksi masennukseksi, on mielenterveyden häiriö, joka aiheuttaa äärimmäisiä mielialan vaihteluita, joihin kuuluu tunne-elämän ylä- ja alamäkiä. Metyleenisinistä on kokeiltu kaksisuuntaista mielialahäiriötä sairastavilla potilailla 1980-luvulta lähtien. Viime vuosina kokeita on tehty lisää, kun kiinnostus tätä arvokasta lääkettä kohtaan on herännyt uudelleen.

Kaksivuotisessa tutkimuksessa 31:llä kaksisuuntaista mielialahäiriötä sairastavalla potilaalla verrattiin 300 mg metyleenisinistä päivässä ja 1 mg metyleenisinistä päivässä vuonna 1986. Kaikkia potilaita hoidettiin myös litiumilla. Niistä 17:stä potilaasta, jotka suorittivat 2-vuotisen tutkimuksen loppuun, masennus oli huomattavasti vähäisempää, kun he saivat metyleenisinistä 300 mg/vrk verrattuna 1 mg/vrk:n metyleenisiniseen. 300 mg/vrk:n annoksen sanottiin olevan "hyödyllinen lisä litiumin rinnalla maanis-depressiivisen psykoosin pitkäaikaishoidossa".[136]

On tärkeää huomata, että litiumin, joka oli tuohon aikaan kaksisuuntaisen mielialahäiriön vakiohoito, käyttöön voi liittyä vakavia mahdollisia seurauksia, kuten vapinaa, aknea, pahoinvointia, liiallista syljeneritystä, painonnousua, muistihäiriöitä, munuaisten vajaatoimintaa, 6-kertainen kilpirauhasen vajaatoiminnan riski ja epänormaalin suuri virtsaneritys (polyuria). Mielestäni on turvallista sanoa, että edellä mainitussa tutkimuksessa olleiden potilaiden parannukset olisivat todennäköisesti olleet merkittävämpiä, jos he eivät olisi käyttäneet myös litiumia.

Dalhousien yliopistossa Halifaxissa, Kanadassa, oli vuonna 2017 tutkimus, jossa testattiin kaksisuuntaisen mielialalääkkeen lamotrigiinin käyttöä yhdessä metyleenisinisen kanssa. Potilaat käyttivät lamotrigiinia yhdessä metyleenisinisen kanssa joko 15 mg:n tai 195 mg:n annoksella kolmen kuukauden ajan, minkä jälkeen he vaihtoivat toiseen metyleenisinisen annokseen vielä kolmen kuukauden ajan. Hoito, johon sisältyi 195 mg metyleenisinistä, "paransi kaksisuuntaista mielialahäiriötä sairastavien potilaiden masennuksen ja ahdistuneisuuden jäännösoireita", totesivat tutkijat.[137] Useat tutkimukseen osallistuneista potilaista pitivät metyleenisinisestä niin paljon, että he jatkoivat sen käyttöä tutkimuksen päättymisen jälkeen.

Metyleenisininen lievittää negatiivisia muistoja

Yksi metyleenisinisen sinisen ainutlaatuisimmista ja kiehtovimmista aivohyödyistä on sen kyky lievittää menneisiin tilanteisiin liittyviä negatiivisia tunteita, jolloin käyttäjä voi säilyttää näiden tapahtumien myönteiset puolet ja "siirtyä eteenpäin" peloista tai traumasta. Tieteellisessä maailmassa tätä kutsutaan "pelkojen sukupuuttoon kuolemiseksi". Todellisessa maailmassa tällaisia hoitoja tarvitsevilla ihmisillä on traumaperäinen stressihäiriö (PTSD). Ymmärrän, että tämä aihe poikkeaa hieman masennuksen aiheesta. Silti masennuksen ja sen välillä on varmasti jonkin verran päällekkäisyyttä, miten ihmiset, joilla on PTSD:hen sairastuneet kokevat maailman, minkä vuoksi olen päättänyt ottaa sen mukaan.

Vuonna 2014 tutkijat antoivat metyleenisinistä ihmisille, joilla oli voimakas klaustrofobia, selvittääkseen, voisiko se auttaa poistamaan heidän pelkonsa. American Journal of Psychiatry - lehdessä julkaistua tutkimusta varten koehenkilöt ahtautuivat pieniin, pimeisiin kammioihin kuusi kertaa viideksi minuutiksi kerrallaan, minkä jälkeen heille annettiin välittömästi joko metyleenisinistä (260 mg) tai lumelääkettä. He toistivat prosessin kuukautta myöhemmin ja arvioivat osallistujien pelon tasoa.

Tutkimuksessa havaittiin, että osallistujilla, joilla oli "onnistuneet altistumisjaksot" (melko alhainen pelon taso sen jälkeen, kun he olivat viettäneet aikaa suljetuissa kammioissa), oli vielä alhaisempi pelon taso toisella kerralla, jos he saivat metyleenisinistä. Mielenkiintoista oli, että potilailla, joilla oli ollut "epäonnistuneita altistumisistuntoja" (korkeat pelkotasot sen jälkeen, kun he olivat viettäneet aikaa suljetuissa kammioissa), kävi huonommin seurannassa sen jälkeen, kun he olivat saaneet metyleenisinistä. Tutkimuksen tulokset olivat hieman vähemmän tyydyttäviä kuin olin toivonut, mutta silti tietyllä tavalla lupaavia. "Metyleenisininen parantaa muistia ja pelon sammuttamisen säilymistä, kun sitä annetaan onnistuneen altistussession jälkeen, mutta sillä voi olla haitallinen vaikutus pelon sammuttamiseen, kun sitä annetaan epäonnistuneen altistumisen jälkeen", totesivat tutkijat.[138]

Uudemmissa tutkimuksissa, joissa metyleenisinistä käytetään pelon sammuttamiseen, on raportoitu positiivisia vaikutuksia pelon estämisessä tietyissä eläinryhmissä.[139] Vuonna 2017 tehdyssä satunnaistetussa kroonisen traumaperäisen stressihäiriön tutkimuksessa, todettiin metyleenisinisen lisäksi mielikuvitusaltistushoidon (kuvittele itsesi pitelemässä pelkäämääsi King Cobra -käärmettä kädessäsi), nopeuttavan stressihäiriöpotilaiden toipumista.[140]

Tämä osio oli niin laaja, että olen kerännyt yhteenvedon kaikesta siihen sisältyvästä tiedosta ennen kuin siirrymme eteenpäin. Alla on esitetty havainnot aivosairauksien hoidosta metyleenisinisellä viimeisimmästä katsauksesta 2019 [141]:

- Metyleenisinisellä on masennuslääkkeenä anksiolyyttisiä ja neuroprotektiivisia ominaisuuksia.

- Metyleenisinisellä on vakauttava vaikutus mitokondrioiden toimintaan.

- ”Erityisen lupaavia tuloksia on saatu kaksisuuntaisen mielialahäiriön sekä lyhyt- että pitkäaikaishoidossa.”

- Metyleenisininen tehoaa psykoottisiin mielialahäiriöihin ja voi auttaa pelon sammuttamisessa.

7. Toivoa autismiin

Toissa päivänä siskoni lähetti minulle tekstiviestin, jossa hän kertoi ystävänsä tyttären olevan "autismikirjon parissa", mikä sai minut tutkimaan autismia. Tavoitteenani oli selvittää, mitä autismi on, ja selvittää, voiko metyleenisininen auttaa autismin kirjon ihmisiä.

Autismi lisääntyy eksponentiaalisesti

Autismi on nopeimmin kasvava kehityshäiriö Yhdysvalloissa. Lisäksi on huolestuttavaa ja hälyttävää, että 1) Autismi diagnosoidaan useimmiten lapsilla ja 2) Autismin esiintyvyys on kasvanut räjähdysmäisesti viimeisten 50 vuoden aikana. Alla oleva kaavio havainnollistaa tilastoja autismin esiintyvyydestä vuosina 1975-2009.

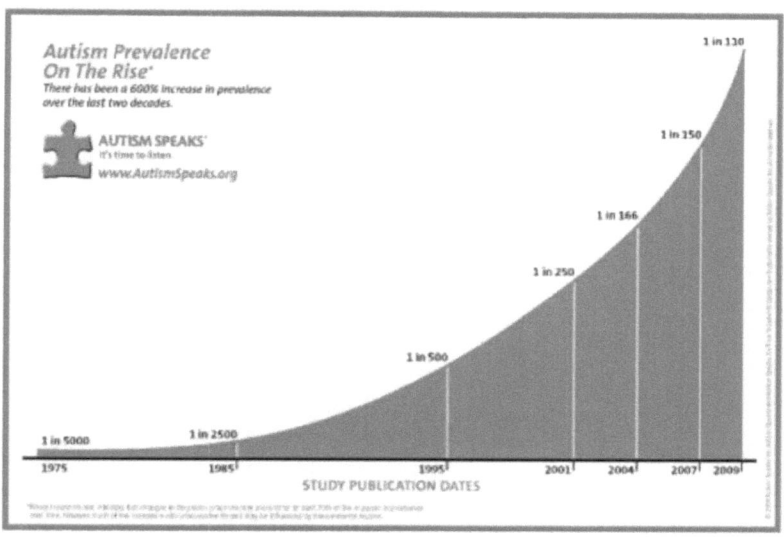

Autismin esiintyvyys vuosina 197S-2009. Autismspeaks.org

Kuten näette, vuonna 1975 autismi diagnosoitiin 1/5000:sta, mikä ei ole kovinkaan paljon; silloin kyseessä oli harvinainen häiriö. Mutta vain kymmenen vuotta myöhemmin luku kaksinkertaistui 1/2500:sta, ja vuoteen 1995 mennessä luku nousi räjähdysmäisesti 1/500:sta. Vuonna 2001 autismin esiintyvyys oli 1/250 lapsesta, ja vuonna 2009, kuvaajan luomisajankohtana, autismin esiintyvyys oli 1/110 lapsesta. Kunpa voisin sanoa, että luvut pysähtyivät siihen, mutta tilastot osoittavat, että tapaukset ovat jatkaneet räjähdysmäistä nousuaan siitä lähtien.

CDC:n julkaiseman vuoden 2020 autismin esiintyvyysluvun mukaan Yhdysvalloissa on 1/54:stä. Jos asiaa tarkastellaan oikeassa mittakaavassa, vuonna 1975 autistisia lapsia oli yksi 5000:sta ja vuonna 2020 yksi 54:stä. Miksi kukaan ei ratkaise tätä sairautta?

Autismin oireet

Me kaikki synnymme suuruus sisimmässämme, mutta koska autismia sairastavilla ihmisillä on rampauttavia sosiaalisia vaikutuksia ympäristöönsä, tautia sairastavat lapset tai aikuiset eivät kykene solmimaan ihmissuhteita, heiltä puuttuu kognitiivisia kykyjä, joita kaikki tarvitsevat elääkseen itseään tyydyttävällä tavalla ja vaikuttaakseen myönteisesti muihin ympärillään oleviin.

Autismin oireita ovat muun muassa...

- Katsekontaktin välttäminen
- Yhteistyö tai leikki ei toimi muiden kanssa
- Kasvojen ilmeet puuttuvat
- Fyysisen kontaktin välttäminen

- Hämmennys omien ja muiden tunteiden suhteen

- Yleinen ahdistus muiden ihmisten seurassa

Meillä ei voi mitenkään olla tervettä ja toimivaa yhteiskuntaa, jos suuri osa väestöstä kulkee ympäriinsä tällaisten sosiaalisten ongelmien kanssa. Autistiset ihmiset eivät yleensä kykene huolehtimaan itsestään, mikä tarkoittaa, että kun lapsella on autismi, hänen vanhempiensa ja kaikkien hoitajiensa on loppuelämänsä ajan huolehdittava hänestä. Vaikutus yksilöiden elämään, perheisiin ja yhteiskuntaan on luultavasti merkittävämpi kuin voimme kuvitellakaan - ja se tarkoittaa, että kun yksi yksilö kärsii autismista, me kaikki kärsimme. Sairauden todellisen luonteen ymmärtäminen ja sen poistaminen olisi korvaamaton lahja lukemattomille elämille ja ihmiskunnalle.

Tuon toivon viestin autismista: on hyvin mahdollista, että metyleenisininen kruunataan jonain päivänä autismin kirjon häiriön lopulliseksi hoitomuodoksi.

Autismi: Metabolinen häiriö?

Maailman terveysjärjestön mukaan ”on luultavasti monia tekijöitä, jotka lisäävät lapsen todennäköisyyttä sairastua ASD:hen [autismin kirjon häiriöön], mukaan lukien ympäristö- ja geneettiset tekijät”. Mutta nyt on 2021. Jos astronautit pystyivät laskeutumaan kuuhun yli 50 vuotta sitten, miksi lääketeollisuus ei pysty parantamaan autismia? Sen sijaan valtavirran lähteet kertovat meille: ”Ei ole olemassa parannuskeinoa autismikirjon häiriöön, eikä tällä hetkellä ole olemassa lääkkeitä sen hoitoon."[142]

Nyt tiedämme, että metyleenisininen auttaa - nopeasti ja monin eri tavoin - korjaamaan aineenvaihdunnan häiriöitä kaikissa elimistön soluissa ja kudoksissa. On kysyttävä, onko ASD:n ja aineenvaihdunnan toimintahäiriöiden välillä yhteyttä?

Tutkiessani olemassa olevaa tieteellistä kirjallisuutta, havaitsin, että vuosikymmenien ajan on kertynyt näyttöä siitä, että autismikirjon häiriö on aineenvaihduntasairaus.

Vuonna 2010 Californian Davisin yliopiston tutkijat julkaisivat merkittävän tutkimuksen, jossa todettiin, että autismikirjon lapsilla on paljon todennäköisemmin puutteita kyvyssä tuottaa solujen välistä energiaa kuin terveillä lapsilla.[143] "Erilaiset mittaamamme toimintahäiriöt ovat luultavasti vieläkin äärimmäisempiä aivosoluissa, jotka ovat riippuvaisia yksinomaan mitokondrioista energian saamiseksi", sanoi Isaac Pessah, Lasten ympäristöterveyden ja sairauksien ehkäisynkeskusken johtaja, UC Davis MIND Instituutin tutkija ja UC Davisin eläinlääketieteellisen korkeakoulun molekyylibiotieteiden professori.

Yksi asia, jonka tiedetään tapahtuvan, kun solun mitokondrioiden aineenvaihdunta epäonnistuu soluissa, on se, että vapaita radikaalielektroneja alkaa vuotaa hengitysketjusta, mikä aiheuttaa vaurioita solunsisäisille komponenteille ja organelleille, mukaan lukien mitokondriot itse. Tämä selittää, miksi Giulivi ja hänen kollegansa havaitsivat, että autististen lasten vetyperoksidipitoisuudet olivat kaksi kertaa korkeammat kuin lapsilla, joilla ei ollut autismia. Tämän seurauksena autismin kirjon henkilöiden solut altistuivat suuremmalle hapetusstressille, joka on yksi taudin tunnusmerkeistä.

"Todellinen haaste on nyt yrittää ymmärtää mitokondrioiden toimintahäiriön merkitystä autismikirjon lapsilla", Pessah sanoi. 'Esimerkiksi monet ympäristöstressitekijät voivat aiheuttaa mitokondrioiden vaurioita.'[144]

Lipopolysakkaridien rooli autismissa

Yksi ilmiö, joka on vahvasti yhdistetty autistisiin lapsiin, on suolistohäiriöt. Vuonna 2020 Duken yliopiston, Itä-Virginian lääketieteellisen tiedekunnan ja Ohion osavaltionyliopiston tutkijoiden tekemässä tutkimuksessa todettiin, että autismin oireiden lisääntyminen oli yhteydessä vakavampaan ummetukseen, vatsakipuihin ja muihin suolistovaikeuksiin. [145] "Autismissa mietimme, ovatko lasten suolisto-ongelmat keskeinen osa itse sairautta vai ovatko ne seurausta muista oireista, joita autismikirjon lapset kokevat", sanoi tutkimuksen pääkirjoittaja Payal Chakraborty.[146] Nämä tiedemiehet eivät näytä ymmärtävän suolisto-ongelmien ja autismin välistä yhteyttä, joten tarjoan erittäin tärkeän teorian, johon törmäsin ensimmäisen kerran lukiessani tohtori Raymond Peatin työtä.

Endotoksiini, joka on kemialliselta rakenteeltaan lipopolysakkaridi, on gramnegatiivisten bakteerien suolistossa tuottama myrkky. Olen sitä mieltä, että endotoksiinin ylituotanto autistisilla lapsilla on yksi perustelluimmista syistä autismissa ilmeneviin aineenvaihdunnan häiriöihin.

Tavoitteeni on pitää asiat lyhyinä, joten esittelen alla joitakin tärkeitä todisteita, jotka tukevat autismin endotoksiiniteoriaa, jotta voitte tutustua joihinkin tutkimuksiin:

- Endotoksiini-injektiot aiheuttavat tulehduksen ja vaurioita sikiön aivojen valkeassa aineessa.[147]

- Endotoksiini edistää typpioksidin tuotantoa ja aiheuttaa hermotulehdusta ja kognitiivisia heikentymistä.[148]

- Endotoksiini **aiheuttaa** masennusoireyhtymän, joka aiheuttaa kyvyttömyyttä tuntea mielihyvää (anhedonia), anoreksiaa sekä vähentää liikkumista, tutkivaa ja sosiaalista käyttäytymistä. Oireyhtymä on niin hyvin tunnettu, että tutkijat ovat nimenneet sen "endotoksemiaksi".[149][150][151]

- Elohopea ja muut raskasmetallit synergisoivat endotoksiinin kanssa ja lisäävät vaurioita.[152]

- Endotoksiini alentaa glutationitasoja, mikä vaikeuttaa elimistön raskasmetallien detoksifiointia.[153]

Microbialinfluence.com luettelee verkkosivustonsa pääsivulla monia järkyttäviä yhtäläisyyksiä autismin kirjon häiriön ja lipopolysakkaridimyrkytyksen välillä, jotka liittyvät aivoihin, tunteisiin ja käyttäytymiseen, ruoansulatusongelmiin, immuunitoimintaan ja muuhun. Autismi ja endotoksiinimyrkytys ovat käytännössä identtisiä! Tämä tarkoittaa sitä, että dramaattiset parannukset ovat mahdollisia autismikirjon lapsilla, kun endotoksiini on poistettu heidän suolistostaan.

Miten endotoksiinia voidaan vähentää

Endotoksiinin tuotannon vähentämiseksi suolistossa on ensin ymmärrettävä, miten endotoksiini muodostuu. Näin se toimii...

Aina kun nautitaan ruokaa, jota elimistö ei pysty sulattamaan, se jää suolistoon ja tarjoaa ravintoa bakteereille. Kun bakteerit ovat syöneet sen, endotoksiinia syntyy ja erittyy bakteerien aineenvaihdunnan sivutuotteena. Endotoksiini tuhoaa sitten suolen limakalvoa ja aiheuttaa kaikki ne suolisto-ongelmat, joita autistiset lapset kokevat sairauden ytimenä. Endotoksiini kulkeutuu sitten verenkiertoon ja aivojen ja kehon kudoksiin vaikuttaen kielteisesti kaikkiin soluihin, joiden kanssa on vuorovaikutuksessa. Ihanteellinen määrä endotoksiinia elimistössä on nolla; mitä vähemmän, sen parempi. Miten voimme siis pysäyttää tai hidastaa sen tuotantoa?

Endotoksiinin tuotantoa suolistossa voidaan vähentää kahdella tavalla:

1. Vähennä tai lopeta endotoksiinia tuottavien elintarvikkeiden kulutus.

2. Nauti antibioottisia elintarvikkeita, lääkkeitä tai muita aineita, jotka tappavat endotoksiinia tuottavat huonot bakteerit, jotta ne eivät voi muuntaa kuitua ja tärkkelystä endotoksiiniksi.

Eliminoi endotoksiinia tuottavat elintarvikkeet

Bakteereille hyvää ravintoa ovat kaikki ne elintarvikkeet, joita ihmisen suolisto ei pysty sulattamaan. Kuitu/selluloosa ja tärkkelys ovat ensisijaisia syyllisiä, ja niitä löytyy raakakasveista, pavuista, viljoista, perunoista ja muista tärkkelyksistä.

Vuosien kokeilujen jälkeen olen ehdottomasti sitä mieltä, että nämä elintarvikkeet voivat olla osa terveellistä ruokavaliota. Mutta autistisen lapsen kohdalla on luultavasti viisasta poistaa ne kokonaan ruokavaliosta toipumisen ajaksi.

Niille, jotka nauttivat raakasalaattien syömisestä, ajattelin mainita, että vihannesten kypsennys on hyvä tapa hajottaa niiden sisältämä sulamaton selluloosa, mikä vähentää endotoksiinien tuotantoa ja tekee niistä myös sulavampia ja ravitsevampia.

Endotoksiinia torjuvat elintarvikkeet ja lääkkeet

Toinen tapa ehkäistä endotoksiinin tuotantoa on ottaa antibakteerisia lääkkeitä tai muita aineita, jotka poistavat bakteerit suolistosta. Kun käytät tätä strategiaa, aina kun syöt kuitupitoisia elintarvikkeita, hävität bakteerit, jotka normaalisti muuttaisivat kuidun endotoksiiniksi.

Esimerkiksi antibiootti minosykliinin on osoitettu suojaavan lipopolysakkaridin aiheuttamalta kognitiiviselta heikentymiseltä.[154]

Porkkanat ovat toinen esimerkki. Porkkanat tuottavat omia mietoja antibiootteja torjuakseen bakteereja ja muita mikro-organismeja, jotka elävät maaperässä, jossa ne kasvavat. Endalldisease.com-sivuston artikkelissa A Raw Carrot A Day Keeps the Doctor Away (Raaka porkkana päivässä pitää lääkärin loitolla) käsittelen joitakin tieteellisiä tutkimuksia, jotka osoittavat raa'an porkkanan hyödyt suolistolle.

"Yhdellä vihanneksella on erityinen paikka hormonien tasapainottamiseen tähtäävässä ruokavaliossa, ja se on raaka porkkana. Se on niin lähes sulamaton, että hyvin pureskeltuna tai raastettuna se auttaa stimuloimaan suolistoa ja vähentämään estrogeenin ja bakteerimyrkkyjen imeytymistä. Näissä suolistoon kohdistuvissa vaikutuksissa, jotka parantavat hormonitasapainoa, porkkanasalaatti muistuttaa antibioottihoitoa, paitsi että porkkanasalaattia voi käyttää joka päivä vuosien ajan ilman haitallisia sivuvaikutuksia. Monet ihmiset huomaavat, että raakaporkkanan päivittäinen käyttö poistaa PMS:n, päänsäryt tai allergiat.

Öljyn ja etikan käyttö kastikkeena tehostaa salaatin suolistoa puhdistavaa vaikutusta. Kookosöljy on bakteereita tuhoavampaa ja kilpirauhasen toimintaa edistävämpää kuin oliiviöljy, mutta kookos- ja oliiviöljyn sekoitus parantaa makua. Limettimehua. suolaa, juustoa ja lihaa voi käyttää maun vaihtelemiseksi."

Tri Raymond Peat

Metyleenisinisellä, vaikka se onkin antibakteerinen ja imeytyy kauan ennen kuin sillä on mahdollisuus tappaa endotoksiinia tuottavia suolistobakteereja paksusuolessa, voi olla nopeita neuroprotektiivisia vaikutuksia lipopolysakkaridin aiheuttamiin käyttäytymishäiriöihin.[155] Punavalohoito suojaa myös lipopolysakkaridien aiheuttamilta vaurioilta.[156]

Aktiivihiili on toinen edullinen lääke, jota voidaan käyttää suolistobakteerien hävittämiseen autismikirjon lapsilla. Se on erittäin antibakteerista ja sen suun kautta nauttimisen on osoitettu johtavan veren lipopolysakkaridipitoisuuksien merkittävään vähenemiseen.[157]

Toisin kuin "suolistomikrobiomin" teoriassa ja yrityksissä, jotka yrittävät myydä meille 20 euron pulloja probiootteja, ihanteellinen tilanne suolistossa näyttää olevan täydellinen sterilisaatio. Tämä selittää, miksi rotat, jotka elivät koko elämänsä steriilillä suolistolla, jota ylläpidettiin aktiivihiilellä jokaisen aterian yhteydessä, elivät 43% pidempään kuin rotat bakteeripitoisella suolistolla.[158] Se selittää myös, miksi tetrasykliinillä ja muilla antibiooteilla on todettu olevan voimakkaita kasvaimia ehkäiseviä ominaisuuksia. Molemmissa tapauksissa mekanismina on endotoksiinin tuotannon väheneminen, mikä hyödyttää elimistöä vähentämällä elimistön altistumista aineenvaihduntaa estävälle endotoksiinille.

Autismi: Metabolinen sairaus selvitettynä

Viimeisten noin kymmenen vuoden aikana on julkaistu tieteellisiä todisteita, jotka yhdistävät autismikirjon häiriön (ASD) suoraan mitokondrioiden toimintahäiriöön.

- 2012: "Yksi ASD:hen johdonmukaisesti liittyvistä lääketieteellisistä häiriöistä on mitokondrioiden toimintahäiriö."[159]

- 2013: "Näytämme kaksi kliinistä ASD-tapausta, jotka liittyvät mitokondrioiden hengitysketjun (kompleksi I+III ja IV) puutteeseen."[160]

- 2014: Autismikirjon lasten aivoissa on huomattavasti korkeampi laktaattipitoisuus.[161]

- 2015: Suurella osalla autismikirjon lapsista esiintyy mitokondriotoiminnan poikkeavuuksia sekä ruoansulatuskanavan oireita. On mielenkiintoista, että ruoansulatuskanavan oireet ovat yleisiä myös lapsilla, joilla on mitokondriohäiriö.[162]

- 2016 Review: "Kaiken kaikkiaan havainnot tukevat hypoteesia, että on olemassa yhteys ASD:n [autismin kirjon häiriö] ja mitokondrioiden heikentyneen toiminnan välillä. "[163]

Autismin ja mitokondrioiden toimintahäiriön välinen yhteys ei ole tässä vaiheessa ainoastaan ylivoimaisen ilmeinen, vaan yksi tuoreimmista havainnoista oli, että niiden autististen lasten määrä, joilla on häiriintynyt energia-aineenvaihdunta, on itse asiassa paljon suurempi kuin aiemmin on luultu. Vaikka aiemmin uskottiin, että noin 5 prosentilla autistisista lapsista oli mitokondrioiden toimintahäiriö, viimeaikaiset tutkimukset Columbian yliopistosta on paljastanut, että todellinen osuus on jopa 80 prosenttia!

Karen K. Griffiths ja Richard J. Levy, Columbia University Medical Centerin anestesiologian laitokselta New Yorkista, Yhdysvalloista, raportoivat vuonna 2020, että "mitokondrioiden toiminnan poikkeavuudet voivat vaikuttaa paljon suurempaan osaan ASD-lapsista, ehkä jopa 80 prosenttiin"[164].

Uskon, että tutkijat tulevat lopulta huomaamaan, että aineenvaihduntaongelmat ovat yleisiä autismikirjon häiriöissä.

Solujen mitokondriot autismissa

Elektroninkuljetusketju koostuu neljästä proteiinikompleksista, jotka sijaitsevat mitokondrioiden kalvossa ja ovat vastuussa oksidatiivisesta fosforylaatiosta, tärkeimmästä ATP:n tuotantomenetelmästä.

Autismissa on lähes aina puutteita mitokondrioiden kuljetusketjussa. Esimerkiksi kahdessa edellä mainitussa kliinisessä tapauksessa todettiin puutteita komplekseissa I, III ja IV. Merkillepantavaa on, että metyleenisininen voi toimia vaihtoehtoisena elektroninkuljettajana ja ohittaa nämä puutteet missä tahansa näistä kaikista neljästä kompleksista.

"Metyleenisininen lisää merkittävästi mitokondriokompleksi I-III aktiivisuutta "[165] ja "metyleenisininen lisää mitokondriokompleksi IV:n aktiivisuutta 30 %:lla."[166]

"Kuten olen aiemmin osoittanut, koko hengitysketju voidaan tyrmätä syanidilla ja sitten palauttaa hapenottokyky lisäämällä metyleenisinistä, joka ottaa haltuunsa koko elektroninsiirron dehydrogenaasien ja O_2:n välillä."

Albert Szent-Györgi

Käyttämällä metyleenisinistä mitokondriokompleksien palauttamiseksi, pysähtyy laktaatin tuotanto (glykolyysi) ja se korvataan glukoosin täydellä oksidatiivisella fosforylaatiolla ATP:ksi ja elimistön ensisijaiseksi verisuonia laajentavaksi ja hapettumista estäväksi aineeksi, hiilidioksidiksi. Hiilidioksidi tehostaa hapen ottoa ja käyttöä soluissa Bohrin vaikutuksen mukaisesti, mikä lisää entisestään kehon aineenvaihduntaa. Terveyden ja paranemisen tavoittelussa korkea aineenvaihduntanopeus ja runsas energiantuotanto ovat varsinainen päämäärä ja kaikkien tavoitteiden huippu.

8. Suuri kivunlievittäjä

Metyleenisinisellä tehdyt kipukokeilut vangeilla ovat peräisin vuodelta 1890. Paul Ehrlichin ja Arthur Leppmannin saksalaisessa lääketieteellisessä aikakauslehdessä Deutsche Medizinische Wochenschrift julkaistussa artikkelissa kuvataan tapaus, jossa nuorelle, psyykkisesti sairaalle miesvangille annettiin metyleenisinistä kivunlievitykseen.[167] Tutkijat havaitsivat, että metyleenisininen muutti merkittävästi hermojen koko tilaa. Vain muutama tunti metyleenisinisen ihonalaisen injektion tai suun kautta annostelun jälkeen hermojen kivulias tulehdus lieveni merkittävästi ja parani usein kokonaan uusien injektioiden jälkeen.

Kyseisen tutkimuksen jälkeen on tutkittu paljon metyleenisinisen kykyä lievittää kipua erilaisissa vaivoissa, kuten leikkauksen jälkeisessä kivussa, kroonisissa kipukohtauksissa, kemoterapian aiheuttamassa suun limakalvotulehduksessa, niveltulehduksessa, migreenipäänsäryssä ja kroonisessa alaselkäkivussa. Tarkastelemme nyt näitä kaikkia.

Metyleenisinistä kirurgiseen kipuun

Peräpukamien poistoleikkausta kutsutaan hemorrhoidektomiaksi ja siihen liittyy huomattavaa leikkauksen jälkeistä kipua ja epämukavuutta. Vuonna 2014 tehdyssä tutkimuksessa lääkärit testasivat metyleenisinisen ruiskuttamisen vaikutusta peräaukkoa ympäröivän ihon alle ennen peräpukamien leikkaamista. Ryhmässä 1 annettiin injektioita, joissa käytettiin nukutusainetta markaiinia ja suolaliuosta ennen kirurgista leikkausta ja ryhmälle 2 annettiin injektioita, joissa oli sekä markaiinia että metyleenisinistä. "Keskimääräiset kipupisteet olivat huomattavasti alhaisemmat ja myös parasetamolin käyttö oli huomattavasti vähäisempää metyleenisinistä käyttävässä ryhmässä kolmen ensimmäisen postoperatiivisen päivän aikana," tutkimuksessa raportoidaan ja todetaan, että metyleenisininen "oli hyödyllinen avoimeen hemorrhoidektomiaan liittyvän postoperatiivisen alkukivun vähentämisessä."[168]

Metyleenisininen neuropaattisen kivun hoidossa

Kroonista neuropaattista kipua kuvataan usein pistäväksi tai polttavaksi kivuksi, jonka aiheuttaa traumasta, infektiosta tai kudosten verenkierron rajoittumisesta (iskemia) johtuva hermoston toimintahäiriö. Joskus kipu on hellittämätöntä ja voimakasta ja joskus se tulee ja menee.

Vuonna 2015 Uppsalan yliopistollisen sairaalan kipuklinikan tutkijat Ruotsissa tekivät kliinisen tutkimuksen, jossa testattiin metyleenisinistä neuropaattista kipua sairastavilla potilailla. Kymmenen potilasta satunnaistettiin saamaan joko metyleenisinistä tai lumelääkettä. Tulokset osoittavat, että metyleenisinistä saaneilla potilailla kipu lievittyi 60 minuutin kuluessa annostelusta ja seuraavien 48 tunnin kuluessa annostelusta kivun väheneminen oli merkittävää.[169]

Metyleenisininen suun limakalvojen hoidossa

Suun limakalvotulehdus on syöpään liittyvien kemoterapia- ja sädehoitojen yleinen ja invalidisoiva sivuvaikutus, joka ilmenee suun limakalvojen kivuliaana tulehduksena ja haavaumina.

Vuonna 2021 Carlos J. Roldan ja hänen kollegansa Texasin yliopistossa antoivat suun kautta annettavaa metyleenisinistä suuhuuhtelua 281 syöpäpotilaalle, joilla oli suun limakalvotulehdus. Kipupisteet laskivat 7,7:stä 2,5:een metyleenisinisen suuhuuhtelun jälkeen, ja useimmat potilaat saavuttivat kivunhallinnan kolmen ensimmäisen annoksen jälkeen. Tämä sai tutkijat päättelemään: "metyleenisininen-suuhuuhtelu on tehokas ja turvallinen hoito syöpähoitoon liittyvän suun limakalvotulehduksen aiheuttamaan kipuun. "[170]

Metyleenisinistä niveltulehduskipuun

Kaikki niveltulehduksesta kärsivät tietävät, kuinka invalidisoivaa on, kun nivelet liikkuvat hitaasti ja ovat kivuliaat, ja kuinka paljon se voi vaikuttaa yleiseen elämänlaatuun. Onneksi tutkimus, jossa metyleenisinistä käytetään niveltulehduksen hoitoon, on erittäin lupaava.

Kiinassa Wuhanin yliopistossa vuonna 2018 tehdyssä tutkimuksessa Li, Tang, Wang ja heidän tutkijaryhmänsä ruiskuttivat metyleenisinistä kanien polviniveliin ja analysoivat tuloksia. Huomionarvoista oli, että hoito "paransi merkittävästi kaniinien painojakaumaa ja vähensi merkittävästi turvotussuhdetta". Tutkimuksessa päädyttiin siihen, että metyleenisininen lievitti tehokkaasti niveltulehdukseen liittyvää kipua ja tulehdusta.[171]

Niveltulehduksen eteneminen johtaa usein nivelruston rappeutumisen, mikä aiheuttaa lisääntynyttä kipua, liikuntakyvyn heikkenemistä ja tulehdusta. On käynyt ilmi, että nivelrikkoiset rustolevyt erittävät 10 kertaa niin paljon typpioksidia kuin ei-nivelrikkoiset rustolevyt, ja tämä ylimääräinen typpioksidi edistää ruston hajoamista.

Vuonna 2000 tehdyssä tutkimuksessa israelilaiset tutkijat kirjoittivat: "Typpioksidi (NO) näyttää olevan viimeinen yhteinen tulehduksen välittäjä, joka aiheuttaa ruston hajoamista." Typpioksidia estävää metyleenisinistä testattiin sen selvittämiseksi, voisiko sillä olla säilyttävä vaikutus rustoon. Tutkimus osoittaa, että "metyleenisinisen lisääminen kasvualustaan vähensi typpioksidin kertymistä ja esti ruston rakenteen heikkenemisen viljellyissä rustokiekoissa."[172]

Metyleenisinistä migreenipäänsärkyyn

Typpioksidin lisääntynyt määrä on viimeaikaisissa tutkimuksissa liitetty vahvasti migreenipäänsärkyyn. Vuonna 2018 julkaistussa aiheeseen liittyvässä katsauksessa korostetaan typpioksidin roolia päänsäryssä ja suositellaan typpioksidisynteesin estäjien käyttöä sairauden hoidossa.[173] Metyleenisinisen kyky estää tehokkaasti typpioksidin tuotantoa ja poistaa olemassa olevaa typpioksidia elimistöstä ja verestä tekee siitä erittäin kiinnostavan ja lupaavan lääkkeen niille, jotka etsivät näyttöön perustuvaa hoitoa migreenipäänsärkyyn.

Metyleenisininen alaselkäkivun hoidossa

Yksi merkittävimmistä koskaan tehdyistä tutkimuksista, jotka koskivat alaselkäkipua, tehtiin Pekingissä vuonna 2010 aseellisten poliisivoimien yleissairaalassa. Tutkimus osoitti vahvaa näyttöä siitä, että metyleenisinisen ruiskuttaminen kipeään välilevyyn on "turvallinen, tehokas ja minimaalisesti invasiivinen" menetelmä diskogeenisen alaselkäkivun hoidossa. Se on paljon tehokkaampi, kuin mikään muu tunnettu alaselkäkivun hoito.[174] Tutkimukseen osallistuneista 72 potilaasta annettiin 36 potilaalle lumelääkettä ja 36 potilaalle metyleenisini-injektioita suoraan kipua aiheuttaviin välilevyihin. Tulokset osoittivat, että metyleenisini-injektioita saaneista 36 potilaasta 19 prosenttia oli täysin kivuttomia ja 72 prosenttia lähes täysin kivuttomia. Toisin sanoen yli 90 prosenttia potilaista koki täydellistä tai lähes täydellistä kivunlievitystä!

Alaselkäkipuasiantuntija Nikolai Bogkduk kirjoitti pääkirjoituksessa, että hän "ei näe merkittäviä puutteita tutkimuksessa" ja kutsuu sitä "yhdeksi uskomattomimmista selkäkivun hoitoa koskevista tutkimuksista, joita on koskaan julkaistu". Tuloksia hän kuvasi "hämmästyttäviksi, ennennäkemättömiksi ja vertaansa vailla oleviksi kroonisen diskogeenisen alaselkäkivun hoitoa koskevan tutkimuksen historiassa". Metyleenisininen voisi tehdä selkärankaleikkauksista "olennaisesti tarpeettomia" ja olisi "Nobel-palkinnon arvoinen", Bogkduk julisti.[175]

Tutkimuksessa metyleenisinisen hoitoryhmän tyytyväisyys oli 91,6%, kun taas plasebohoitoryhmässä tyytyväisyys oli surkeat 0,70%, 1,68% ja 14,3%. Metyleenisinisellä hoidetuilla potilailla ei ollut sivuvaikutuksia tai komplikaatioita.

Vuonna 2021 tehdyn meta-analyysin johtopäätös metyleenisinisen käytöstä alaselkäkivun hoidossa oli: "Metyleenisinisen injektion antaminen intradiskaalisesti (välilevyjen väliin) voi merkittävästi vähentää kipupistemääriä ja parantaa toimintakykyä diskogeenisen selkäkivun hoidossa".

Metyleenisinisen kivunlievitysvaikutukset ovat nopeita ja syvällisiä sekä metyleenisininen näyttää olevan merkittävä lääke moniin, ellei kaikkiin, fyysisiin kiputyyppeihin.

9. Terveempi sydän

Terveytesi ja elämäsi kannalta olennaista on hyvin sykkivä sydämesi ja hyvin toimiva sydän- ja verisuonijärjestelmä, jotka kierrättävät ravitsevaa verta verisuonissasi kaikkiin kehon osiin ja takaisin. Viime vuosina on saatu mielenkiintoisia tutkimustuloksia typpioksidin, verisuonten laadun ja sydämen ikääntymisen vuorovaikutuksista.

Iäkkäillä potilailla, joilla on verenpainetauti, on todettu merkittävästi kohonneita typpioksidipitoisuuksia,[176] mikä viittaa siihen, että typpioksidi saattaa vaikuttaa pitkäikäisyyteen. Eläinkokeissa tutkijat ovat nähneet sen omakohtaisesti: Typpioksidia valmistavan tärkeimmän entsyymin, typpioksidisyntaasin (iNOS), ylimäärä lisää merkittävästi kuolleisuutta.[177] Lisääntynyt kuolleisuus liittyi sydämen suurentumiseen ja sydämen kammioiden liialliseen laajentumiseen sekä bradyarrytmiaan, hyvin hitaan alle 60 lyöntiä minuutissa olevan sykkeen aiheuttaman äkkikuoleman yleisyyteen. Nämä ovat joitakin niistä haitallisista asioista, joita liiallinen typpioksidi voi aiheuttaa sydän- ja verisuonijärjestelmälle ja mitä typpioksidia estävät aineet, kuten metyleenisininen, voivat korjata.

Jos esimerkiksi annat vanhalle rotalle typpioksidin estäjää, tuloksena on rentoutuneita, nuorekkaampia verisuonia.[178] "Ikääntymiseen liittyvä verisuonten hapetusstressi on osittain estettyä farmakologisella NOS:n estolla", kirjoitti Johns Hopkinsin sairaalan tutkijat vuonna 2009.

Tämä havainto vahvistui ihmisillä vuonna 2011, kun Caroline J Smith ja hänen tutkijatoverinsa Pennsylvanian osavaltionyliopiston kinesiologian laitokselta havaitsivat iNOS:n lisääntyneen verisuonissa verenpainetautipotilailla. iNOS:n estäjän antaminen palautti verisuonten laajenemisen hypertensiivisillä potilailla.[179]

Voi ei!Peroksinitriitti (ONOO⁻)

Miksi typpioksidi aiheuttaa jäykkiä verisuonia, laajentunutta sydäntä ja sydän- ja verisuonitautien toimintahäiriöitä, joita on havaittu eläimillä ja ihmisillä? Yksi tutkimuksissa käsitellyistä mekanismeista on typpioksidin ja hapen välisessä reaktiossa syntyvän myrkyllisen peroksinitriitin (ONOO⁻) tuotanto.[180]

ONOO⁻ on myrkyllinen vapaa radikaali, joka on haitallista solulipideille, geneettiselle materiaalille ja proteiineille.[181] ONOO⁻:n vähentäminen antioksidanteilla voi palauttaa verisuonten endoteelin ja valtimoiden laajentumisen.

Tämä tieteellinen näyttö osoittaa, että lisääntynyt typpioksidi supistaa verisuonia ja NO:n alentaminen (estämällä iNOS:ää) voi itse asiassa palauttaa verisuonten laajentumisen ikääntyneissä verisuonissa.[182]

Endotoksiinin rooli sydänsairauksissa

Tämän luvun autismia käsittelevässä osassa kerrotaan bakteeriperäisestä endotoksiinista. On tärkeää mainita, että tämä kaikkialla esiintyvä myrkky on yksi tärkeimmistä tekijöistä, ei ainoastaan autismin patologiassa, vaan lähes kaikissa aineenvaihduntasairauksissa, kuten myös sydän- ja verisuonitaudeissa.

Kun tutkijat ruiskuttivat rotille endotoksiinia, vuonna 2000 tehdyssä tutkimuksessa iNOS-tasot nousivat huimasti! Seuraavaksi he ruiskuttivat rotille metyleenisinistä nähdäkseen, olisiko sillä suojaava vaikutus. Tulokset puhuivat puolestaan: iNOS:n taso "eliminoitui täysin" metyleenisinisellä.[183]

Endotoksiini (lipopolysakkaridi) on yksi voimakas tapa aktivoida sytokiinimyrskyn iNOS-tuotanto sydän- ja verisuonijärjestelmässä, mikä johtaa sepelvaltimotautiin, raportoivat tutkijat Mccann, Mastronardi, de Laurentiis ja Rettori vuonna 2005 ilmestyneessä katsauksessaan "Ikääntymisen typpioksiditeorian päivitys."[184]

Metyleenisinisen antaminen suojaa erittäin hyvin sydän- ja verisuonitoimintaa sairauksissa ja ikääntymisessä. Vähentämällä typpioksidia ja antioksidanttina metyleenisininen estää sekä uuden peroksinitriitin muodostumista että poistaa olemassa olevaa peroksinitriittiä, joka aiheuttaa sydämen sairastumisen ja ikääntymisen.

Sydänvauriot ovat yleisiä potilailla, joilla on diabetes. Jos metyleenisininen todella suojaa sydäntä, pitäisi metyleenisinistä saavien diabeetikkojen sydämen toiminnan parantua. Kun lääkärit antoivat metyleenisinistä 66-vuotiaalle diabeetikkonaiselle, joka oli saanut sydänkohtauksen, hän "toipui täysin ja nopeasti metyleenisinisen infuusion jälkeen."[185]

Romanialaiset tutkijat osoittivat vuonna 2017, että metyleenisininen parantaa sydämen terveyttä tehostamalla mitokondrioiden hengitystä ja vähentämällä hapetusstressiä. [186] Diabetekseen liittyen metyleenisinisen on osoitettu ehkäisevän diabetesta,[187] palauttavan silmien terveyden diabetesta sairastavilla[188] ja alentavan verensokeria diabeteksen eläinkokeissa.[189]

Johtopäätelmänä sekä sydän- ja verisuonisairaudet että diabetes ovat aineenvaihdunnan häiriöitä ja niiden perimmäiseen syyhyn voidaan vaikuttaa myönteisesti metyleenisinisellä.

10. Metyleenisininen ja syöpä

Syöpäsolujen aineenvaihdunta poikkeaa merkittävästi normaaleista soluista. Normaalit solut hapettavat glukoosia mitokondrioissaan, ja syöpäsolut luottavat sokerin käymiseen (aerobinen glykolyysi). Kun sokeri on kuitenkin loppunut verenkierrosta ja sokerivarastot (glykogeeni) on tyhjennetty maksasta, syöpäsolut alkavat kuluttaa rasvahappoja ja proteiineja.[190] Syöpä on aineenvaihduntasairaus, jolle on ominaista solujen kyvyttömyys hapettaa glukoosia mitokondrioissaan. Solujen normaalin aineenvaihdunnan siirtymistä syöpäsolujen aineenvaihdunnaksi kutsutaan Warburgefektiksi, jonka dokumentoi ensimmäisen kerran yli 90 vuotta sitten 2 kertaa Nobel-palkittu saksalainen tiedemies Otto Heinrich Warburg.

Mitä syöpä ei ole

Syöpäteollisuus kertoo meille, että syöpä on jonkinlainen geneettisesti muuttunut hirviön kaltainen solu, joka on täysin vieras keholle ja joka on päättänyt tappaa potilaan. Ajatus, että meidän on tapettava syöpä ennen kuin syöpä tappaa potilaan, on tappava ja epätieteellinen uskomus, joka on johtanut miljoonien ihmisten tarpeettomaan kärsimykseen ja kuolemaan. Vain, jos syöpäsolu tai kasvain nähdään jonkinlaisena hirviön kaltaisena olentona, joka haluaa tappaa potilaan, voidaan veitsien, myrkkyruiskujen ja ionisoivan säteilyn käyttöä perustella hoitona. Silti uskomus, jota kutsun mielelläni nimellä *Vihainen syöpäsolu*, on niin laajalle levinnyt yhteiskunnassa, että useimmat lääkärit, tiedemiehet ja suuri yleisö hyväksyvät sen kuin se olisi tosiasia. Tämä on luultavasti syy siihen, miksi tohtori Dean Burke, joka työskenteli suoraan tohtori Warburgin kanssa useita vuosia, sanoi American Cancer Societyn toiminnasta seuraavaa: "He valehtelevat kuin roistot." Tai miksi DNA:n toinen löytäjä, tohtori James Watson, sanoi: "Amerikkalaisille myydään ilkeää valhetta syövästä."

Jo yli 100 vuoden ajan on tiedetty, että syöpä ei ole geneettinen sairaus, vaan pikemminkin solujen vahingoittuneen aineenvaihdunnan aiheuttama sairaus. Oikeilla toimenpiteillä syöpäsolut voidaan palauttaa takaisin normaaleiksi soluiksi, *eikä tappamista tarvita!*

Uusi metabolinen syövän hoito

Tutkijat ovat vuosikymmenien ajan tuottaneet todisteita siitä, että syöpäsolujen aineenvaihdunta voidaan palauttaa normaaliksi. Ainoa syy siihen, miksi yleisö ei ole tietoinen tästä tiedosta, on se, että nykyään vallitsevat syöpähoidot leikkaus, kemoterapia ja sädehoito tuottavat aivan liian paljon voittoa, jotta teollisuus myöntäisi totuuden. Jos syöpäteollisuus myöntäisi tämän tiedon julkisesti, se menettäisi liiketoimintansa ja menettäisi 126 miljardin dollarin vuotuiset tulot. Syövän metabolian ymmärtämiseksi suuren yleisön on luettava ja ymmärrettävä kirja *Cancer: The Metabolic Disease Unravelled (Syöpä: aineenvaihduntasairauden paljastus).*

Kirjassa viitataan yli 30 tutkimukseen, jotka osoittavat syöpäsolujen muuttuvan takaisin normaaleiksi soluiksi. Eräässä tutkimuksessa tutkijat laittoivat syöpäsolujen mitokondrioita normaaleihin soluihin ja havaitsivat, että normaalisolut muuttuivat syöpäsoluiksi. Kun he laittoivat mitokondrioita normaaleista soluista syöpäsoluihin, syöpäsolut muuttuivat takaisin normaalisoluiksi.[191]

Vuonna 1995 Ohion yliopiston tutkijat totesivat: "...tietomme viittaavat melko vahvasti siihen, että ei-pahanlaatuiset kasvainpopulaatiot voidaan muuntaa pahanlaatuisemmaksi fenotyypiksi ilman geneettisiä lisämutaatioita ja päinvastoin pahanlaatuiset populaatiot voidaan muuttaa ei-pahanlaatuisiksi."[192]

Ennen kuin tarkastellaan metyleenisinistä syövän hoitomuotona, haluaisin hahmotella typpioksidin kriittistä roolia syövän syntymisessä, etenemisessä ja etäpesäkkeiden muodostumisessa. Kun typpioksidin aiheuttama tuho ymmärretään, metyleenisinisen arvo syövän ja muiden sairauksien hoidossa käy selväksi.

Typpioksidi on syövän keskeinen tekijä

Yksi tapa muuttaa terve solu syöpäsoluksi on altistaa se typpioksidille. Kirjassani The Cancer Industry (Syöpäteollisuus) selitetään, miten typpioksidi voi aiheuttaa karsinogeneesiä, kasvainten kasvua ja syövän etäpesäkkeitä. Alla olen selostanut kolme tapaa, joilla typpioksidi voi laukaista karsinogeneesiä.

Typpioksidi estää sytokromi-c-oksidaasia

Sytokromi-c-oksidaasientsyymillä on ratkaiseva rooli terveessä mitokondrioiden aineenvaihdunnassa; se on suorassa vuorovaikutuksessa hapen kanssa ja katalysoi hapettavan fosforylaation viimeisen vaiheen. Jos tämä välttämätön hengitysentsyymi altistetaan typpioksidille, sen toiminta estyy. Sitoutumalla suoraan sytokromi-c-oksidaasiin typpioksidi "kääntää" metabolisen "kytkimen" mitokondriohengityksestä aerobiseen glykolyysiin eli "syöpään". Vain kaksi tunnettua toimenpidettä pystyy irrottamaan typpioksidin sytokromi-coksidaasista ja palauttamaan sen toiminnan: punainen valohoito ja metyleenisininen.

Typpioksidi edistää kasvainten kasvua

Kun solun aineenvaihdunta epäonnistuu, vapaat radikaalielektronit alkavat karata hengitysketjusta ja vahingoittavat solun sisäistä sisältöä, mukaan lukien mitokondriot. Tämä selittää, miksi syöpäsoluissa esiintyy enemmän reaktiivisia happilajeja (vapaita radikaaleja) ja miksi aineenvaihdunnan palauttaminen voi merkittävästi alentaa solujen tuottamien reaktiivisten happilajien määrää.

Kun mitokondriot vahingoittuvat ja niissä esiintyy toimintahäiriöitä, ne on korjattava tai korvattava. Soluista tulee syöpäsoluja, koska niiden energiaa hapettamalla tuottava solukoneisto vaurioituu, eikä ole muuta vaihtoehtoa kuin palata yksisoluisen organismin primitiiviseen glykolyyttiseen metaboliseen fenotyyppiin. Se on kuin käynnistäisi pienen varageneraattorin, joka tuottaa sähköä kotiin.

Tästä huolimatta syöpäteollisuus ja hallitukset väittävät, että syöpäsolu on kokenut Frankensteinin kaltaisen geneettisen mutaation ja että sillä on yhtäkkiä verenhimo. Mikä on hämmästyttävä, mutta vaarallinen uskomus.

Tärkein tosiasia on, että syöpäsolut ovat *vahingoittuneita soluja*. Soluhengityksen vaurioituminen on yksi tapa aiheuttaa tämä vahinko ja tässä typpioksidi tulee mukaan kuvaan.

Aina kun kudos on vaurioitunut, typpioksidia ja muita kasvutekijöitä vapautuu merkiksi soluille kasvaa ja jakautua vaurioituneen kudoksen korvaamiseksi. Syöpää sairastavan kasvainsolut saavat viestin kasvaa ja jakautua, minkä vuoksi typpioksidi on tunnettu kasvainten kasvun edistäjä, mukaan lukien angiogeneesi eli uusien verisuonten muodostuminen kasvainta ympäröivälle alueelle.[193]

Typpioksidi edistää syövän etäpesäkkeitä

Syövän etäpesäke syntyy, kun syöpäsolu irtoaa kasvaimesta ja leviää toiseen kehon osaan. Syövän etäpesäkkeet ovat tärkein kuolinsyy 90 prosentille syöpäpotilaista.[194]

Syöpämetasatasissa syöpäsolu on päässyt irti alkuperäisestä kasvaimesta ja typpioksidi käynnistää kiertävien kasvainsolujen kiinnittymisen kehon kudoksiin, mikä on ensimmäinen vaihe uuden kasvaimen muodostumisessa.[195]

Jos typpioksidi on niin voimakas syövän aiheuttaja, meidän pitäisi odottaa, että kaikki aineet, jotka voivat vähentää typpioksidin pitoisuutta tai toimintaa, ovat hyödyllisiä syövän hoidossa. Seuraava kysymys on: Voiko metyleenisininen korjata syöpään liittyvän mitokondrioiden viallisen toiminnan?

Metyleenisininen syövän hoidossa

Mikä voisi olla lupaavampaa syövän hoidossa kuin aine, joka nimenomaan etsii ja korjaa aineenvaihduntahäiriöt ennen kaikkea muuta? Metyleenisinisen tutkimusta syövän hoidossa on tehty yllättävän runsaasti lähes 100 vuoden ajan ja se osoittaa, että metyleenisininen voi nopeasti hapettaa syöpäsoluja ja kasvaimia.

Metyleenisinisen vaikutukset mitokondrioiden hengitykseen normaaleissa soluissa ovat hyvin erilaiset kuin kasvainsoluissa. E.S. Guzman Barron Johns Hopkinsin yliopistosta Baltimoressa, Marylandissa, julkaisi vuonna 1930 tutkimuksen, jossa hän toteaa, että "...metyleenisininen käyttää katalyyttistä voimaansa vain soluihin tai kudoksiin, joissa on aerobinen glykolyysi."[196] Tämä merkittävä havainto tarkoittaa, että metyleenisininen etsii valikoivasti syöpäkasvainsoluja ja kiihdyttää niiden aineenvaihduntaa jättäen terveet solut koskematta. Mitä lähempänä solu on kasvainsolua, sitä enemmän se hyötyy metyleenisinisestä.

Metyleenisininen auttaa kasvainsoluja lisäämään hapenkulutusta ja ATP energiantuotantoa. "Näissä kokeissa käytettiin erilaisia kasvaimia: ihmisen karsinoomaa, rotan sarkoomaa, rotan adenokarsinoomaa ja Rousin kanan sarkoomaa ja tulokset olivat samat. Näiden kudosten hapenkulutus lisääntyy selvästi metyleenisinisen vaikutuksesta", Barron jatkoi. Barron ehdotti, että kasvainsoluviljelmien kasvattaminen useiden sukupolvien ajan metyleenisinistä väriainetta sisältävässä elatusaineessa voisi muuttaa syöpäsolut pysyvästi takaisin normaaliksi kudokseksi.

Syöpäsoluissa havaittu aerobinen glykolyysi kertoo, että ne eivät saa kaikkea, mitä ne tarvitsevat aineenvaihduntansa toimimiseen kunnolla. Metyleenisininen voi auttaa korjaamalla aineenvaihduntahäiriöitä komplekseissa I-IV. Punavalohoito on toinen tapa palauttaa mitokondriohengitys kasvainsoluissa nopeasti. Valohoidon ja metyleenisinisen yhdistelmä syövän hoitoon, jota kutsutaan fotodynaamiseksi terapiaksi, on tullut viime vuosikymmeninä yhdeksi lupaavimmista ja suosituimmista tutkimusaiheista.

Syöpään liittyvä fotodynaaminen hoito

Fotodynaamisessa terapiassa käytetään valohoitoa yhdessä "valolle herkistävän aineen" kanssa, joista yksi voi olla metyleenisininen. Punavalohoidolla ja metyleenisinisellä on yhteinen mekanismi, joka on mitokondrioiden hengityksen tehostaminen, mikä suojaa ja palauttaa hengityksen soluissa, elimissä ja kehon järjestelmissä. Fotodynaamisen terapian tiedetään tappavan monenlaisia bakteereja, loisia, sieniä, viruksia ja muita mikro-organismeja; sen on raportoitu aiheuttavan "massiivista solukuolemaa kasvainsoluissa". [197]

Muutaman viime vuosikymmenen aikana syövän fotodynaamista terapiaa koskevat tutkimusjulkaisut ovat nousseet merkittävästi.

"Sytokromi-c-oksidaasin aktiivisuudessa esiintyvät viat aiheuttavat metabolisen siirtymän glykolyysiin ja karsinogeneesiin", kirjoittivat Pennsylvanian yliopiston tutkijat vuonna 2015.[198] Punainen valo voi irrottaa typpioksidia sytokromi-c-oksidaasientsyymeistä ja säädellä niiden aktiivisuutta, jolloin syöpäsolu palautuu takaisin normaaliksi soluksi.[199]

Vaikka punavalohoito kohdistuu ensisijaisesti kompleksiin IV, metyleenisininen vaikuttaa kaikkiin hengitysketjun I-IV komplekseihin, minkä vuoksi punavalohoidon ja metyleenisinisen väriainehoidon yhdistäminen on niin synergistä ja tehokasta.

Juomalla vettä tai mehua, jossa on muutama tippa metyleenisinistä, ja istumalla sitten punaisen valon alla voit saada yhden tehokkaimmista koskaan kehitetyistä aineenvaihdunnan hoidoista. Tämä selittää viime vuosina tiedeyhteisön keskuudessa vallinneen innostuksen ja valodynaamisen syöpähoidon valtavan suuren julkisuuden.

Brasilialaiset tutkijat Tardivo, Giglio, Santos de Oliveira ja heidän kollegansa Sao Paulossa kiteyttivät metyleenisinisen potentiaalin syövän hoidossa kirjoittaessaan:

"Metyleenisinisellä on potentiaalia hoitaa erilaisia syöpiä aiheuttavia ja ei-syöpiä aiheuttavia sairauksia vähäisellä myrkyllisyydellä ja ilman sivuvaikutuksia.[200]

Metyleenisiniakku

Metyleenisinisen nauttimisen ja muutaman tunnin kuluttua wc:hen virtsaamisen jälkeen kunnalliseen vesijohtoverkkoon on lisätty lääke, joka auttaa suojaamaan ihmisiä ja luonnonvaraisia eläimiä monilta erittäin myrkyllisiltä epäpuhtauksilta, joita tyypillisesti esiintyy kaupunkivedessä, mukaan lukien lääkkeet, hormonit, herbisidit ja torjunta-aineet, rakettipolttoaine, kloori, arseeni, lyijy, fluoridi ja muut myrkyt.

Samaa ei voida sanoa metyleenisinisen teollisesta käytöstä. Tekstiilitehtaissa, jotka käyttävät metyleenisinistä kankaan värjäämiseen, syntyy jätevesiä, joissa on suuria pitoisuuksia metyleenisinistä, ja ne päätyvät usein ympäristöön. Kuten vesi, suola, auringonvalo tai lähes kaikki muu liian suurena määränä, myös metyleenisininen voi olla haitallinen ihmisille, eläimille ja ympäristölle. Siksi ryhmä ympäristötietoisia tutkijoita keksi nerokkaan strategian, jolla tekstiilitehtaiden tuottama metyleenisinistä sisältävä jätevesi voidaan käyttää uudelleen: metyleenisiniakku.

"On tehty paljon työtä, jotta metyleenisinistä voitaisiin sitoa pois vedestä, mutta monien menetelmien ongelmana on, että ne ovat kalliita ja tuottavat muunlaisia jätteitä", sanoo pääkirjoittaja Anjula Kosswattaarachchi New Yorkin osavaltionyliopistosta. "Entä jos veden puhdistamisen sijasta voisimme löytää uuden tavan käyttää sitä? Se oli tämän hankkeen todellinen motivaatio", Anjula jatkoi.

Vuonna 2018 Anjula ja professori Timothy R. Cook päättivät luoda kaksi paristoprototyyppiä, joissa käytettiin metyleenisinistä nähdäkseen, toimisiko se.[201] Cook ja Kosswattaarachchi havaitsivat, että veteen liuenneena metyleenisininen varastoi hyvin tehokkaasti energiaa ja vapauttaa sen sitten käskystä. Itse asiassa heidän metyleenisiniakkunsa saattaa olla tehokkain myrkytön akku, jonka maailma on koskaan nähnyt.

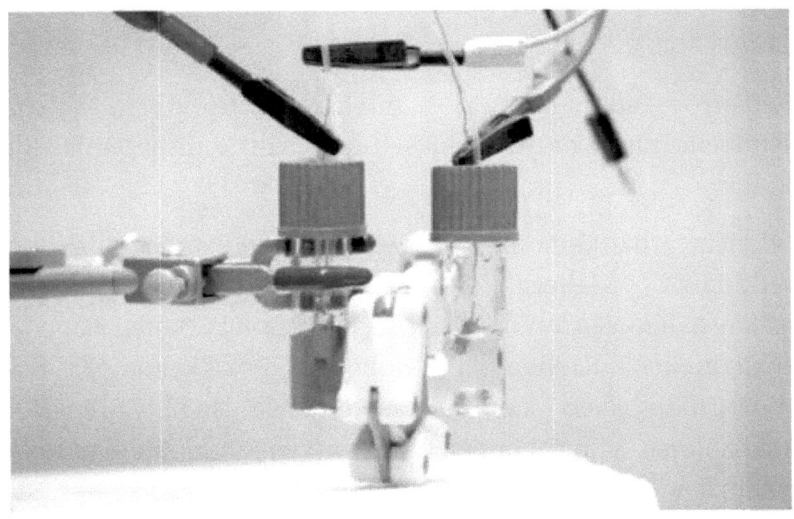

Metyleenisininen paristo sisältää metyleenisiniliuosta (vasemmalla) ja väritöntä liuosta leukometyleenisinistä (oikealla), joka on metyleenisinistä, johon on lisätty elektroneja. Kuva, Meredith Forrest Kulwicki/Buffalon yliopisto.

Ryhmän luoma ensimmäinen metyleenisiniakku toimi lähes täydellisellä hyötysuhteella. Kun akku oli ladattu ja tyhjennetty 50 kertaa, he saivat takaisin lähes 100 prosenttia sisään laitetusta sähköenergiasta. Ajan mittaan akun energiavarastointikapasiteetti alkoi kuitenkin laskea, kun metyleenisinisen molekyylit jäivät jumiin laitteen toiminnan kannalta kriittiseen kalvoon.

Tämän ratkaisemiseksi he loivat toisen prototyypin, jossa käytettiin erilaista kalvomateriaalia, johon ei tarttunut metyleenisinisen molekyylejä kuin ensimmäisessä akussa. Tämä uusi prototyyppi oli yhtä tehokas kuin ensimmäinen akku, eikä sen hyötysuhde enää laskenut 12 lataus- ja purkusyklin jälkeen.

Heidän tutkimuksensa tulokset osoittivat, että metyleenisininen on poikkeuksellinen materiaali nestemäisille akuille.

Nykyisin markkinoilla olevalla akkuteknologialla on merkittäviä kielteisiä ympäristövaikutuksia. Lyijyakut sisältävät lukuisia myrkyllisiä raskasmetalleja, kuten happoa, lyijyä, nikkeliä, kadmiumia ja elohopeaa, jotka kaikki pääsevät ympäristöön, kun ne on käytetty ja hylätty. Lisäksi sähköautojen viimeaikainen yleistyminen markkinoilla tulee johtamaan lopulta myrkyllisen jätteen syntymiseen käytetyistä akuista, jos emme tee mitään muuttaaksemme näissä ajoneuvoissa käytettävien akkujen perustana olevaa teknologiaa.

Tarvitaan uusi akku, joka on puhdas ja turvallinen ympäristölle, kun ihmiskunta siirtyy elämään tavalla, jolla on positiivinen nettovaikutus luontoon - ja tämä uusi akku on löydetty! Kosswattaarachchi ilmaisi toiveensa parempaan tulevaisuuteen metyleenisinisen käytöllä akuissa:

"Uskomme, että tämä työ voi luoda pohjan
vaihtoehtoiselle jäteveden hallinnalle
ja tasoittaa tietä vihreälle energian
varastointiteknologialle."[202]".

Metyleenisinistä eläimille

Kalaharrastajat tietävät, kuinka herkkä akvaarioympäristö voi olla ja kuinka nopeasti epätasapaino tai väärä asia vedessä voi tappaa kalat. Metyleenisininen tekee päinvastoin, suojellen kaloja infektioilta ja vahingoilta, joita kemialliset epäpuhtaudet, kuten ammoniakki- ja nitriittimyrkytys aiheuttavat. Metyleenisininen on akvaarioiden ykköspuolustus, jolla vesi desinfioidaan turvallisesti ja tehokkaasti ja joka suojaa kaloja sienitulehduksilta, mikä on osoitus sen turvallisuudesta.

Metyleenisinistä ei ole tällä hetkellä hyväksytty eläinlääkinnälliseen käyttöön Yhdysvalloissa tai Kanadassa, joten markkinoilla ei ole eläinlääkintämerkittyjä kaupallisia metyleenisinituotteita. Tämä on valitettavaa, koska näyttää siltä, että metyleenisinisellä on aivan yhtä paljon mahdollisuuksia auttaa eläinystäviämme kuin ihmisiä. Lähes kaikki metyleenisinisen käytön edut ihmisillä löydettiin rotilla tai muilla eläimillä tehdyissä tutkimuksissa, ennen kuin ne validoitiin kliinisissä tutkimuksissa ihmisillä.

Vaikka useammat metyleenisinistä tehdyt eläinkokeet, jotka osoittavat turvallisuutta ja tehoa, auttaisivat sitä saamaan hyväksynnän eläinlääkkeeksi, eläinlääkärit käyttävät metyleenisinistä silti vain methemoglobinemian hoitoon eri eläinlajeilla, kuten naudoilla, vuohilla, lampailla, kissoilla, koirilla, hevosilla jne.[203] Tieteellinen tutkimus osoittaa meille joitakin monista muista asioista, miten metyleenisininen voi auttaa eläimiä. Esimerkiksi lehmillä metyleenisininen estää Neospora caninum -loista, joka on yhdistetty voimakkaasti lisääntymisongelmiin.[204] Lehmät myrkyttyvät joskus nitraateilla lannoitteiden päästyä niiden juomaveteen. Vuonna

1983 julkaistu tutkimus *The Veterinary Record*-lehdessä osoitti, että hoito metyleenisinisellä (lmg/kg) oli tehokas vastalääke.[205] Toinen ongelma, johon lehmät voivat törmätä, ovat tulehtuneet jalkapohjan haavaumat. Vuonna 2018 julkaistu tapausraportti koski lehmää, jolla oli tulehtunut jalkapohjan haavauma. Fotodynaaminen hoito paransi tilaa viikossa ja täydellinen paraneminen saavutettiin 57 päivässä. [206]

Mutta luultavasti et omista lehmiä etkä siten ole kiinnostunut niiden parantamisesta. Entä metyleenisininen kahdelle yleisimmälle kotieläimelle: koirille ja kissoille? Sekarotuisella uroskoiralla, jolla oli velttoutta, liikunta-intoleranssia ja aggressiivisuutta, kun sitä kosketettiin päähän, todettiin methemoglobinemia. Sitä hoidettiin metyleenisinisellä Pennsylvanian yliopiston tutkijoiden vuonna 2017 tekemässä tutkimuksessa. "Methemoglobinemia ja siihen liittyvät kliiniset oireet korjaantuivat metyleenisinisen (1 mg/kg) tiputuksen jälkeen, ja koira kotiutettiin", tutkijat kirjoittivat. Oireet palasivat 11 päivän kuluttua, ja ylläpitoannos 1,5 mg/kg (aluksi päivittäin, sitten joka toinen päivä) normalisoi sekä koiran oireet että methemoglobiinipitoisuudet.[207]

Kissoilla on väitetty, että metyleenisininen voi aiheuttaa haittoja kuten Heinz-kappaleiden hemolyyttisen anemian. Niinpä Manhattanilla sijaitsevan Kansasin valtionyliopiston tutkijaryhmä testasi teoriaa ja tutki samalla metyleenisinisen tehoa ja turvallisuutta kissojen methemoglobinemian hoidossa. Tutkimuksen mukaan yksi IV-annos (1,5 mg/kg) metyleenisinistä "paransi MTHB:n [methemoglobinemia] kissoilla riittävästi ja nopeasti", eikä Heinz-kappaleita sisältävien punasolujen määrä lisääntynyt.

Kuitenkin kaksi annosta natriumnitriitin kanssa tai ilman lisäsi huomattavasti kiertävien Heinz-kappaleita sisältävien punasolujen esiintymistiheyttä", mikä johti tutkijat päättelemään, että 'altistuminen natriumnitriitille voimisti kahden metyleenisinisen annoksen Heinz-kappaleita aiheuttavaa vaikutusta'. Tärkeä opetus on, että yksi annos oli turvallinen, ja kahdella annoksella oli joitakin kielteisiä sivuvaikutuksia, joten pienet annokset ovat kaiken kaikkiaan parempia.[208]

Tutkimuksen johtopäätöksenä metyleenisininen voisi olla hyödyllinen lääke kotieläimille. Suosittelisinko, että ihmiset alkaisivat syöttää koirilleen ja kissoilleen ennaltaehkäisevästi tai lääkkeeksi muutaman tipan metyleenisinistä? Uskon, että ajan myötä metyleenisininen tulee tunnetuksi yhtenä turvallisimmista ja tehokkaimmista lääkkeistä ihmisille ja muille eläimille moniin sairauksiin. En halua kuitenkaan kenenkään syyttävän minua lemmikkieläimensä kuolemasta sen jälkeen, kun sille on syötetty kokonainen pullo metyleenisinistä, joten en suosittele sitä. Suosittelen, että *jos* päätätte antaa metyleenisinistä lemmikeillenne, otatte täyden vastuun teoistanne ja niiden seurauksista.

Metyleenisinisen käyttö ja hankinta

Metyleenisinistä myydään kiteisenä jauheena ja nesteenä, jota voidaan helposti lisätä juomiin tippapullon avulla ja nauttia suun kautta.

Kun lisäät metyleenisinistä, voit odottaa akvamariinin väristä virtsaa 4-12 tunnin kuluttua nauttimisesta. Tämä on erityisen tärkeää miehille, joiden on virtsatessaan oltava erityisen tarkkana, jotta seinät tai lattia eivät värjäydy. Vitsailen tästä asiasta vain puoliksi.

Korkea vai matala annos

Metyleenisinisellä on hyvin erilaiset vaikutukset pieninä annoksina kuin suurina annoksina. Tätä kutsutaan "hermeettiseksi annosvasteeksi", jossa pienen annoksen vaikutukset ovat päinvastaiset kuin suuren annoksen.

"Metyleenisininen on turvallinen lääke, kun sitä käytetään terapeuttisina annoksina (<2mg/kg). Se voi kuitenkin aiheuttaa toksisuutta suurina annoksina", kirjoittavat Prashant R. Ginimuge ja S.D. Jyothi Belgaum Institute of Medical Sciences -instituutista Karnatakasta Intiasta.[209]

Pieninä annoksina metyleenisininen toimii mitokondrioiden antioksidanttina parantamalla mitokondrioiden elektroninsiirtoketjun neljän kompleksin välisen elektroninsiirron tehokkuutta. Tämän seurauksena oksidatiivisen fosforylaation aikana syntyy vähemmän superoksidiradikaaleja. Metyleenisininen voi myös estää elektronivuodon, jonka aiheuttavat mitokondrioiden toimintaa estävät aineet, kuten ympäristökemikaalit. Se parantaa aineenvaihduntanopeutta ohittamalla mitokondriohengityksen aikana estyneet elektronivirtauskohdat.[210]

Suurina annoksina metyleenisinisellä voi itse asiassa olla päinvastainen vaikutus, sillä se voi edistää vapaiden radikaalien tuotantoa ja hapetusstressiä elimistössä "varastamalla" elektroneja elektronien kuljetusketjun komplekseista, toimimalla pro-oksidanttina ja aiheuttaen reaktiivisten happilajien lisääntymistä. Niasiiniamidin eli B3-vitamiinin on osoitettu vähentävän suurten metyleenisiniannosten sytotoksisia vaikutuksia.[211] Kokonaisuutena voidaan todeta, että oksidatiivisen stressin mahdollinen lisääntyminen, jota suuret metyleenisinisen annokset voivat aiheuttaa, korostaa sitä, että pienet annokset ovat parempia kuin suuret. Ja tätä asiaa vahvistaa myös se, että itse metyleenisiniseen saattaa sisältyä epäpuhtauksia.

Metyleenisinisen laadut: Varo epäpuhtauksia

Metyleenisinisen haittavaikutukset voivat johtua kemiallisista epäpuhtauksista, joten on tärkeää käyttää vain lääkelaatuista metyleenisinistä. Älä pelkää pyytää laboratorioanalyysia tuotteen puhtauden varmistamiseksi ostaessasi. Pieninä annoksina nämä epäpuhtaudet eivät ole kovin suuri ongelma. Suuremmat annokset voivat kuitenkin johtaa myrkkyjen kertymiseen soluihin, joten on tärkeää ymmärtää markkinoilla olevat metyleenisinisen eri laatuluokat.

Metyleenisinistä on kolme eri laatua:

1. **Teollisuuslaatu** - käytetään kankaiden värjäämiseen

2. **Kemiallinen laatu** - käytetään laboratoriokokeissa

3. **Farmaseuttinen laatu** - käytetään ihmisille ja sitä pidetään turvallisena methemoglobinemian, virtsatieinfektioiden ja yliannostusten hoidossa.

St Louisissa, Missourissa sijaitsevan Sigma Chemical Companyn mukaan väriaineena tai värjäyksenä myytävä teollisuus- tai kemiallisen laadun metyleenisininen voi koostua seuraavista aineista

8-11 % tai enemmän erilaisia epäpuhtauksia, kuten arseenia, alumiinia, kadmiumia, elohopeaa ja lyijyä, eikä sitä pitäisi antaa ihmisille tai eläimille.[212] .

Teksasin yliopiston tutkijat kertovat, että jopa farmaseuttisen laadun (USP) metyleenisininen voi sisältää epäpuhtauksia, mikä tekee metyleenisinisen pienistä annoksista entistäkin suotavampia. "Pienillä annoksilla epäpuhtauksien esiintyminen ei ole suuri huolenaihe, mutta suuremmilla annoksilla erilaisten myrkyllisten ja bioaktiivisten aineiden kertymisestä johtuvat epäspesifiset vaikutukset ovat mahdollisia." Kaikkien, jotka haluavat kokeilla metyleenisinistä, on ehdottoman tärkeä ostaa ja käyttää vain farmaseuttista laatua olevaa metyleenisinistä - ei koskaan kemiallista tai teollista laatua.

Farmaseuttinen metyleenisininen saa sertifioinnin noudattamalla tiukkoja valmistusprotokollia, ja sen puhtausasteen on oltava yli 99 prosenttia, eikä siinä saa olla täyteaineita, sideaineita tai muita inaktiivisia ainesosia. Lääkelaatua olevan ravintolisän valitseminen on ainoa tapa tietää varmasti, että käytät metyleenisinisen korkeinta, puhtainta ja biosaatavinta mahdollista muotoa.

Lääkkeet metyleenisinisen kanssa

Niitä, jotka kärsivät masennuksesta ja joita kiinnostaa mahdollisuus käyttää metyleenisinistä myrkyllisten ja sivuvaikutuksia aiheuttavien SSRI-lääkkeiden sijasta, on tärkeää huomata, että joissakin julkaistuissa tapaustutkimuksissa on havaittu negatiivisia lääkeainereaktioita SSRI-lääkkeiden ja metyleenisinisen välillä. Suuren suonensisäisen metyleenisiniannoksen jälkeen joillekin potilaille kehittyi "akuutti sekavuustila" ja muita oireita, jotka sopivat serotoniinioireyhtymään.[213]

Tarkoittaako tämä, että SSR-valmisteita käyttävällä ei ole mitään toivoa vaihtaa metyleenisiniseen? Ei missään nimessä. Se tarkoittaa vain sitä, että on luultavasti parasta lopettaa lääkkeen käyttö jonkin aikaa ennen siirtymistä metyleenisiniseen.

Siirtymisessä voi auttaa myös punavalohoito. Harvardissa tehdyssä tutkimuksessa todettiin, että yksi ainoa punavalohoito suoraan otsaa vasten johti pitkäkestoisiin myönteisiin vaikutuksiin sekä ahdistus- että masennuspisteissä. Keskustele ensin lääkärisi kanssa ennen kuin teet mitään ja muista antaa hänelle tämä kirja luettavaksi.

Tehokkain annos

Koska metyleenisininen on FDA:n hyväksymä vain methemoglobinemiaan, turvallisia ja tehokkaita annoksia muihin tiloihin ei ole vielä vahvistettu. Kliinisistä tutkimuksista, joiden perusteella voimme määrittää turvallisen ja tehokkaan annoksen, ei kuitenkaan ole puutetta.

Metyleenisinisen annos, jota käytetään yleisesti ihmisillä tehdyissä kliinisissä tutkimuksissa on 2 mg/kg, mikä aiheuttaa harvoin haittavaikutuksia. Haittavaikutuksia esiintyy vielä harvemmin annoksella 1 mg/kg.[214]

Kun käytetään yli 2 mg/kg:n annoksia, metyleenisininen alkaa toimia monoamiinioksidaasi-inhibiittorina (MAOI), mikä lisää serotoniinin vaikutusta ja voi johtaa serotoniinioireyhtymän muihin sivuvaikutuksiin, kuten:[215]

- Hengenahdistus

- Rintakipu

- Huimaus

- Päänsärky

- Hikoilu

- Sekavuus

- Nopea syke

- Epänormaalit ihotuntemukset (pistely, vilunväristykset, kirvely, puutuminen).

- Levottomuus

- Pahoinvointi

Kun lääkärit antavat metyleenisinistä potilaille suonensisäisesti methemoglobiinihäiriön hoitoon, he käyttävät annosta 1-2 mg/kg.

Metyleenisinistä tarvittava annos typpioksidin estämiseksi ja poistamiseksi verenkierrosta on yllättävän pieni. Tri Raymond Peat on sanonut, että 1-2mg metyleenisinistä päivässä on luultavasti paljon, mutta useimpiin tässä kirjassa tutkittuihin tiloihin, kuten Alzheimerin tautiin, masennukseen, syöpään ja muihin, suun kautta otettava päivittäinen annos, jonka suuruus on välillä 10-60mg useampaan annokseen jaettuna vaikuttaa optimaaliselta.

Hyödyllisimmältä vaikuttava annos vaihtelee 10mg:sta päivässä aina 2mg/kg metyleenisinistä päivässä jaettuina annoksina.

Miten otan metyleenisinistä?

Lukuun ottamatta hengenvaarallisia tai hätätilanteita, kuten huumeiden yliannostusta tai kemiallisia myrkytyksiä (methemoglobinemia), joissa annetaan 1-2 mg/kg infuusioita sairaaloiden ensiapupoliklinikoilla, suosittelen metyleenisinisen aloittamista 10 mg:n vuorokausiannoksella, riippumatta kehon painosta.

Pisara 1-prosenttista metyleenisiniliuosta sisältää 0,5 mg metyleenisinistä, mikä tarkoittaa, että 10 mg:n annoksen saamiseksi tarvitaan 20 tippaa.

Aloita lisäämällä 10 tippaa (5mg) lasilliseen vettä tai mehua ja juo se aamulla ja 10 tippaa (5mg) lasilliseen vettä tai mehua ja juo se illalla ennen nukkumaanmenoa. Kokeile tätä 1 viikon ajan, ja jos se on hyvin siedetty ja haluat lisää, nosta annos 20 mg:aan/vrk.

Jos haluat 20 mg/vrk:n annoksen, lisää 20 tippaa (10mg) lasilliseen vettä tai mehua ja juo aamulla ja 20 tippaa (10mg) lasilliseen vettä tai mehua ja juo illalla ennen nukkumaanmenoa.

Toisen viikon lopussa, jos haluat edelleen lisätä metyleenisinisen annostasi, kokeile nostaa se 30 mg:aan/vrk. Jatka tätä mallia, kunnes olet saavuttanut haluamasi annoksen.

	Päivä-annos	Aamu	Ilta
Viikko 1	10 mg	10 tippaa (5 mg)	10 tippaa (5 mg)
Viikko 2	20 mg	20 tippaa (10 mg)	20 tippaa (10 mg)
Viikko 3	30 mg	30 tippaa (15 mg)	30 tippaa (15 mg)

Maailmamme on kiistatta myrkyllinen, ja niiden kemikaalien välillä, joille altistumme ruoassa, vedessä, ilmassa, henkilökohtaisissa hoitotuotteissa ja matkapuhelinten, matkapuhelinmastojen ja langattomien reitittimien ympärivuorokautisessa säteilyssä, käytän ja suosittelen 10 mg metyleenisiniä päivittäin (jopa terveillä henkilöillä) lasillisessa appelsiinimehua kompensoidakseni puutteellista ympäristöämme.

Huomaatte, että jopa hyvin alhaisella 10 mg:n annoksella hampaasi ja suusi saattavat värjäytyä tilapäisesti siniseksi. Älä säikähdä. Tämä on normaalia ja odotettavissa metyleenisinistä käytettäessä. Sininen väri häviää, kun elimistösi on käyttänyt sen. Jos se on mielestäsi ongelmallista, kokeile ottaa metyleenisinistä vain ennen nukkumaanmenoa, jotta elimistölläsi on riittävästi aikaa käyttää se nukkuessasi.

Niille, jotka ovat kiinnostuneita käyttämään annoksia, jotka vaihtelevat 0,5 mg/kg ja 2,0 mg/kg välillä eli kliinisissä tutkimuksissa turvallisiksi ja tehokkaiksi todettuja annoksia, uskon olevan helppo laskea mikä on oikea annos ja kuinka monta tippaa on otettava päivässä.

Suuremmilla annoksilla saatat huomata, että metyleenisinisen maku muuttuu vähemmän miellyttäväksi. Jos näin on, lisää annosten määrää päivässä 3, 4, 5 tai jopa useampaan vähentääksesi metyleenisinisen määrää yksittäisessä juomassa. Toivottavasti näistä tiedoista on sinulle hyötyä.

Säilyvyys

Äskettäin ostamassani metyleenisinistä sisältävässä pullossa oli viiden vuoden "parasta ennen" päiväys. Olin utelias siitä, mitä tapahtuu viiden vuoden kuluttua, ja kysyin ystävältäni, joka on metyleenisinisen valmistukseen osallistuva kemisti: "Vanhentuuko metyleenisininen *todella* ja pilaantuuko se, vai onko tuo viimeinen käyttöpäivä vain suoja?"

En ota minkäänlaista vastuuta siitä, että kukaan käyttää metyleenisinistä pulloon merkityn viimeinen käyttöpäivä jälkeen, eikä ystäväni, kemisti, myöskään ota vastuuta, mutta hänen vastauksensa oli seuraava: Metyleenisininen on äärimmäisen vakaata ja "Niin kauan kuin se on pimeässä ja pullossa, se säilyy lähes ikuisesti."

Yleiset turvallisuusohjeet

Vaikka haittavaikutukset pieninä annoksina ovat harvinaisia, olen koonnut joitakin yleisiä ohjeita metyleenisinisen käytön turvallisuuden maksimoimiseksi, joista useimmat ovat maalaisjärjen mukaisia.[216]

- Metyleenisinistä ei pidä käyttää SSRI-lääkityksen kanssa.

- Metyleenisinistä ei pidä antaa vauvoille.

- Älä käytä metyleenisinistä, jos olet raskaana tai imetät.

Mistä saa metyleenisinistä?

Jos aiot ottaa metyleenisinistä, on tärkeää muistaa ostaa vain farmaseuttista laatua, jotta vältät epäpuhtaudet, kuten myrkylliset raskasmetallit.

Valmistellessani tämän kirjan julkaisemista löysin yrityksen, joka valmistaa Yhdysvalloissa puhdasta farmaseuttista metyleenisinistä. Soitin sille ja kysyin, olisivatko he kiinnostuneita yhteistyöstä ja alennuskoodin antamisesta tämän kirjan lukijoille, jotta voisin lähettää ihmiset heidän luokseen ostamaan metyleenisinistä.

He hyväksyivät tarjoukseni, ja nyt minulla on sinulle alennuskoodi, jolla saat 10 prosentin alennuksen USP-luokan metyleenisinisestä. Jos ostat heiltä, et ainoastaan saa ensiluokkaista tuotetta, vaan ostat myös tuotteen, joka on kerrankin valmistettu Yhdysvalloissa eikä Kiinassa, mikä on hyvä asia.

Alennuskoodisi ja linkki tuotteeseen löytyvät tämän kirjan lopusta.

Päätelmä

Tohtori Gilbert Ling kirjoitti artikkelissaan "Truth in Basic Biomedical Science Will Set Future Mankind Free" (Totuus biolääketieteen perustutkimuksessa vapauttaa tulevan ihmiskunnan), että suuret tieteelliset innovaatiot "kasvavat vain niiden miesten ja naisten poikkeuksellisen hedelmällisissä mielissä, jotka hallitsevat perustieteet. Jotta heidän kiinnostuksensa tiedettä kohtaan heräisi jo varhaisessa kriittisessä iässä ja jotta tätä kiinnostusta voitaisiin vaalia ja lisätä myöhemmin, on elintärkeää, että kaikilla koulutusasteilla käytetään hyviä oppikirjoja, jotka kuvaavat tarkasti asiaankuuluvaa ja ajantasaista tietoa. Tällä hetkellä tieteenala, joka tarjoaa ylivoimaisesti suurimman lupauksen ihmiskunnan tulevaisuudelle, on tiede elämästä kaikkein perustavimmalla solu- ja solunsisäisellä tasolla."

Tämän kirjan tarkoituksena on toimia Lingin mainitsemana "oppikirjana" ja ottaa pari askelta pidemmälle siirtämällä suurimmat tieteen läpimurrot ja löydöt akatemian maailmasta suoraan ihmisten käytettäväksi.

"Terveys on suurin ihmisen siunauksista."

Nämä olivat modernin lääketieteen perustajan ja kreikkalaisen lääkärin Hippokrateen (syntyi vuonna 460 eKr) sanat. Ne pitävät edelleen paikkansa tänä päivänä, sillä terveys on tervejärkisen, järkevän ja oikeamielisen elämän perusta. Terveet ihmiset ja perheet ovat terveiden, järkevien ja oikeamielisten yhteiskuntien perusta.

Suurin este, joka estää ihmiskuntaa kukoistamasta, kun kuljemme ajassa eteenpäin, on nykyinen voittoa tavoitteleva lääketieteellinen periaate, joka perustuu uskomukseen, että sairaudet johtuvat genetiikasta ja ovat parantumattomia. Jos kaikki sairaudet ovat geneettisiä ja parantumattomia, niin oireiden hoitaminen on parasta, mitä voimme tehdä. Maailmanlaajuisten tiedemiesten viime vuosisatojen aikana tekemien uraauurtavien löytöjen jatkuva virta on kuitenkin tehnyt selväksi, että geneettiset mutaatiot ovat pikemminkin sairauden oireita kuin syitä. Kaikki sairaudet ovat aineenvaihdunnallisia ja aineenvaihduntahäiriöt voidaan korjata.

Aineenvaihdunta sairauksien juurisyy

Nykyaikaisen lääketieteen mukaan on olemassa yli 32 000 erilaista sairautta, joilla kaikilla on ainutlaatuiset patologiat ja geneettiset mutaatiot. Tämän keinotekoisen monimutkaisuuden tarkoituksena ei ole ainoastaan myydä lisää lääkkeitä, vaan myös synnyttää yleisössä ylivoimainen avuttomuuden ja epätoivon tunne sen suhteen, että he voisivat koskaan ymmärtää, mikä sairaus on ja miten he voisivat parantaa sen itse, mikä tekee heistä riippuvaisia lääkäreistä. Mutta vitsi kohdistuu meihin: Lääkäreille ei opeteta mitään siitä, mitä sairaus on ja miten se ilmenee kehossa, vaan miten suurten lääkeyhtiöiden toimitusjohtajien taskuja lihotetaan määräämällä kalliita ja useimmiten myrkyllisiä lääkkeitä ja leikkauksia. Ranskalainen filosofi Voltaire sanoi sen parhaiten:

151

"Lääkärit määräävät lääkkeitä, joista he tietävät vain vähän,
kehoihin, joista he tietävät vähemmän, sairauksiin,
joista he eivät tiedä yhtään mitään."

Tohtori Gary Nollin ja hänen tutkijaryhmänsä uraauurtava tutkimus *Death By Medicine* vuodelta 2003 paljasti meille ruman, synkän mutta tärkeän totuuden: moderni lääketiede on kirjaimellisesti yleisin kuolinsyy Yhdysvalloissa (ja todennäköisesti koko maailmassa nykyään). Nykyinen geneettinen tautiparadigma on epäonnistunut täydellisesti.

Kun lääketiede jatkaa tuhon marssia eteenpäin - väittäen, että veitset, myrkkypillerit ja muut aineenvaihdunnan vastaiset stressitekijät, kuten typpioksidi, estrogeeni ja serotoniini, ovat terapeuttisia ihmisille sekä samalla suorittaen lukemattomia tarpeettomia toimenpiteitä, aiheuttaen tarpeetonta kärsimystä ja jättäen jälkeensä monia uhreja, muotoutuu uusi paradigma.

Noin 2500 vuotta sitten Hippokrates kirjoitti: "On paljon tärkeämpää tietää, millainen henkilö sairaudella on, kuin mikä sairaus henkilöllä on". On olemassa vain yksi sairaus, ja se sairaus on solun toimintahäiriö.

Maailmanlaajuinen parhaillaan käynnissä oleva lääketieteen vallankumous merkitsee hoitojen siirtymistä oireista ja mutaatioista suoraan sairauden taustalla oleviin aineenvaihduntahäiriöihin.

Aineenvaihdunnan toimintahäiriöihin puuttuminen

Kehomme solujen bioenerginen tila on ensiarvoisen tärkeä yleisen terveydentilamme kannalta. Jos solujen mitokondriot toimivat hyvin, happea käytetään tuottamaan energiaa ja erittäin arvokkaita hiilidioksidimolekyylejä, jotka laajentavat verisuonia ja vievät happea soluihin. Kun solujen mitokondriot vahingoittuvat ravitsemuksellisten puutteiden tai myrkyllisten kemikaalien vaikutuksesta, solujen energiantuotanto hidastuu. Juuri mitokondrioiden energiantuotannon vaurioituminen on kaikkien sairauksien oireiden taustalla.

Näennäisesti ihmeellistä paranemista on tapahtunut monilla ihmisillä, jotka ovat käyttäneet aineenvaihduntalääketieteen punaista valohoitoa (voit lukea monia tapauksia kirjastani *Red Light Therapy: Miracle Medicine*). Punaisen valon vaikutus sytokromikompleksi IV:n sytokromi-c-oksidaasientsyymiin solujen mitokondrioissa aiheuttaa paranemisen. Kun soluihin kohdistetaan punaista valoa, tämä entsyymi absorboi valoa, jolloin solujen ATP-energian valmistus lisääntyy.

Jos punavalohoito voi antaa näin merkittävää hyötyä, koska se vaikuttaa kompleksi IV:ään mitokondrioissa, niin kuvitelkaa, mitä lääkkeellä, joka pystyy korjaamaan mitokondrioiden kaikkien kompleksien I, II, III ja IV vikoja, voisi saada aikaan. Tämä lääke on metyleenisininen.

Metyleenisinisellä on kyky palauttaa mitokondrioiden toiminta joissakin kaikkein vammauttavimmissa sairauksissa, jotka ovat yleisiä nykyisin. Metyleenisinisellä on myös valta kumota virheellisiä ja vaarallisia uskomuksia.

Laajalle levinnyt uskomus, jonka mukaan typpioksidi on verisuonia laajentava aine, jolla on terapeuttisia vaikutuksia, on väärä ja metyleenisininen todistaa sen. Viagran kaltaisten typpioksidin lisääjien väärinkäyttö lääkehoitona, jopa raskaana oleville naisille, aiheuttaa tarpeetonta kärsimystä ja luultavasti tappaa. Typpioksidin lisääjien käyttö lääkkeenä on lopetettava. Hypoteesi, jonka mukaan typpioksidi on ikääntymisen ensisijainen syy elimistön jokaisessa solussa ja kudoksessa, on todennäköisesti totta. Edullinen lääke metyleenisininen, joka vähentää typpioksidia, on osoittautunut tehokkaammaksi mitokondrioiden toimintahäiriöiden korjaajaksi, kuin mikään muu tunnettu lääke.

Lääkitse itse

Kukaan ei voi tuntea sinua tai sitä, mitä tarvitset parantuaksesi, paremmin kuin sinä itse, minkä vuoksi Hippocrates luultavasti kirjoitti

---

"Jos et ole oma lääkärisi, olet hölmö."

Hän oli aikanaan oikeassa sanoessaan sen ja tänään se on vieläkin todempaa. Koskaan aikaisemmin historiassa eivät metaboliset hoidot, kuten metyleenisininen, punavalohoito, balneoterapia, natriumbikarbonaatti, hiilidioksidi, aspiriini, niasiiniamidi, pregnenoloni, progesteroni, DHEA ja kilpirauhasvalmisteet ole olleet edullisempia tai helpommin saatavilla.

Vastaukset ovat aivan silmiemme edessä. Totuuden siemenet, joita tarvitaan tulevan ihmiskunnan vapauttamiseksi, suuret tieteelliset innovaatiot, jotka "kasvavat vain niiden miesten ja naisten poikkeuksellisen hedelmällisissä mielissä, jotka hallitsevat täysin perustiedot", kuten Ling sanoi - on nyt kylvetty. Etene, kehity ja kerro uutisia hyville ihmisille ympärilläsi.

Bonus: Sinisen pullon koe

Nyt kun olet lukenut tämän kirjan loppuun, on aika demonstroida, mitä metyleenisinisellä on tarjota. Sinisen pullon koe on klassinen kemian demonstraatio, johon liittyy metyleenisiniliuos.

Lukion kemian opettajat tekevät usein sinisen pullon kokeen havainnollistaakseen oppilaille hapettumis- ja pelkistymisreaktioita. Kokeessa metyleenisiniliuos muuttuu "maagisesti" sinisestä värittömäksi ja sitten takaisin siniseksi ravistamalla sitä. Kyse ei tietenkään ole mistään taikuudesta, vaan kemiasta.

Miten se toimii

Metyleenisininen on kiteinen aine, joka muuttaa nesteen siniseksi liuetessaan veteen. Kun liuokseen lisätään sokeria, se reagoi metyleenisinisen kanssa ja liuos muuttuu värittömäksi. Kun väritöntä nestettä ravistellaan, metyleenisininen reagoi ravistelun liuottaman hapen kanssa, jolloin sininen väri palautuu.

Värinmuutos tapahtuu, koska metyleenisinistä on olemassa kahdessa muodossa. Ensimmäinen, pelkistetty muoto, on väritön, ja toinen hapetettu muoto, on klassinen sininen. Hapettuneen ja pelkistyneen muodon vaihtelu tekee metyleenisinisestä redox-agentin ja selittää, miten se auttaa estämään oksidien muodostumista solujen mitokondrioissa.

Tätä vaihtelua värillisestä nesteestä kirkkaaseen nesteeseen voidaan tehdä useita kertoja, kunnes joko pullossa oleva happi tai glukoosi on kulutettu. Tietenkin voit lisätä lisähappea avaamalla nesteen korkin hetkeksi, jotta pulloon pääsee raitista ilmaa. Koetta voi jatkaa lisäämällä nesteeseen glukoosia.

Edelliseen perustuen voit suorittaa kokeen itse.

Tarvittavat materiaalit:

- Glukoosi

- 1-prosenttinen metyleenisininen liuos

- Kaliumhydroksidi

- Tislattu vesi

- 500 ml:n pullo, jossa on tulppa

- 500 ml:n mittapullo

- 2 x punnitusmalja

Valmistelu:

Sinisen pullon" liuoksen valmistamiseksi,

1. Aloita lisäämällä 3OO ml tislattua vettä 500 ml:n pulloon.

2. Lisää veteen 8 grammaa kaliumhydroksidia ja sekoita, kunnes kiinteä aine on liuennut.

3. Lisää 10 grammaa glukoosia ja muutama tippa metyleenisinistä pulloon ja täytä loput vedellä, kunnes se saavuttaa 500ml:n merkin.

4. Kun kaikki on valmista, sulje pullo ja sekoita huolellisesti.

Menettely:

Kun liuos on valmis, voit joko siirtää sen suljettavaan vesipulloon tai jättää sen suljettuun 500ml-pulloon.

Riippumatta siitä, kumman astian valitset, laske pullo alas ja anna sen levätä häiriöttä muutaman minuutin ajan, kunnes liuos muuttuu värittömäksi.

Nyt "maaginen" sinisen pullon demonstraatiosi voi alkaa.

Näytä kaikille kirkasta "vettä" sisältävä pullosi, ravista sitä varovasti ja katso, miten se muuttuu siniseksi.

Voila! Maailmankaikkeus taittui juuri sisältä ulospäin jokaiselle katsojalle.

Kun pullossa oleva liuos on täysin sininen, laske se alas ja anna sen levätä, kunnes neste kirkastuu jälleen. Voit toistaa tämän prosessin useita kertoja noin 15 minuutin ajan. Jossain vaiheessa sinun on irrotettava korkki, jotta pulloon saadaan taas lisää happea tai jotta voit lisätä glukoosia.

Hävittäminen:

Kun olet lopettanut kokeen, huuhtele liuos viemäriin ja voit tuntea olosi hyväksi, että olet lisännyt viemäriveteen jotain hyödyllistä, joka suojelee elämää kaikkialla.

Sinisen pullon koe on yksinkertainen ja ajaton koe, jonka voi tehdä melkein kuka tahansa havainnollistamaan metyleenisinisen pelkistys- ja hapetusominaisuuksia tai saamaan lapset kiinnostumaan luonnontieteistä.

Kirjoittajasta

MARK SLOAN on kirjoittanut yli 300 artikkelia ja teokset *The Cancer Industry, Cancer:The Metabolic Disease Unravelled* ja kuusi kertaa julkaistun kansallisen bestsellerin *Red Light Therapy: Miracle Medicine.* Mark asuu Ontariossa, Kanadassa, ja hänen tavoitteenaan on rakentaa talo ilman sähköverkkoa ja elää perheineen omavaraisesti, joustavasti ja vastuullisesti, kuten Jumala on tarkoittanut. Mark suhtautuu intohimoisesti opiskeluun ja hänen perimmäinen tavoitteensa on vähentää tarpeetonta kärsimystä ja tehdä maailmasta parempi paikka jokaiselle ja tuleville sukupolville.

EndAllDisease.com/mb.

Tutustu kaikkiin Mark Sloanin kirjoihin vierailemalla https://endalldisease.com/books.

Viiteluettelo

Johdanto

[1] Jaffey JA, Harmon MR, Villani NA, et al. Long - term treatment with methylene blue in a dog with hereditary methe moglobinemia caused by cytochrome b5 reductase deficiency. J Vet Intern Med. 201 7;31(6):1860-1865.
https://www.ncbi.nlm.nih.gov/pmc/articles/PMC5697180

[2] World Health Organization Model List of Essential Medicines. 2019. Source:
https://apps.who.int/iris/bitstream/handle/10665/325771/WHO-MVP-EMP-IAU-2019.06-eng.pdf

Typpioksidi, taikaa vai vanhenemista?

[3] Culotta E, Koshland DE. NO news is good news. Science. 1992;258(5090):1862-186 5.
https://science.sciencemag.org/content/258/5090/1862

[4] Oyeyipo IP, Raji Y, Bolarinwa AF. Ng-nitro-1-arginine methyl ester protects against hormonal imbalances associated with nicotine administrationin male rats. N Am J Med Sci. 2015;7(2):59-64.
https://www.ncbi.nlm.nih.gov/pmc/articles/PMC4358050

[5] Cotter G, Kaluski E, Milo 0, et al. Lines:1-name (A no synthase inhibitor) in the treatment of refractory cardiogenic shock: a prospective randomized study. European Heart Journal. 2003;24(14):1287-1295.
https://acadernic.oup.com/eurheartj/article/24/14/1287/501770

[6] Pershing NLK, Yang C-FJ, Xu M, Counter CM. Treatment with the nitric oxide synthase inhibitor L-NAME provides a

survival advantage in a mouse model of Kras muta tion-positive, non-small cell lungcancer. Oncotarget. 2016;7(27):42385-42392. https://www.ncbi.nlm.nih.gov/pmc/articles/PMC5173142

[7] Lampson BL, Kendall SD, Ancrile BB, et al. Targeting eNOS in pancreatic cancer. Cancer Res. 2012;72(17):4472-4482. https://pubmed.ncbi.nlm.nih.gov/22738914

[8] Beckman KB, Ames BN. The free radical theory of aging matures. Physiological Reviews. l 998;78(2):547-581. https://journals.physiology.org/doi/full/10.1152/physrev.1998.78.2.547

[9] Burning Question: Can you have too many antioxidants? ABC Health & Wellbeing. 2017. Olivia Willis. Source: https://www.abc.net.au/news/health/2017-04-21/can-you-have-too-many-antioxidants/8457336

[10] Wang X, Wu L, Aouffen M, Mateescu M-A, Nadeau R, Wang R. Novel cardiac protective effects of urea: from shark to rat.Br J Pharmacol. 1999;128(7):1477-1484. https://www.ncbi.nlm.nih.gov/pmc/articles/PMC1571786

[11] Choi SYC, Collins CC, Gout PW, Wang Y. Cancer-generated lactic acid: a regulatory, immunosuppressive metabolite? J Pathol. 2013;230(4):350-355. https://www.ncbi.nlm.nih.gov/pmc/articles/PMC3757307

[12] Wahl P, Zinner C, Achtzehn S, Bloch W, Mester J. Effect of high- and low-intensity exercise and metabolic acidosis on levels of GH, IGF-1, IGFBP-3 and cortisol. Growth Horm IGF Res. 2010;20(5):380-385. https://pubmed.ncbi.nlm.nih.gov/20801067

[13] Dhup S, Dadhich RK, Porporato PE, Sonveaux P. Multiple biological activities of lactic acid in cancer: influences on tumor growth, angiogenesis and metastasis. Curr Pharm Des. 2012;18(10):1319-1330.
https://pubmed.ncbi.nlm.nih.Gov/22360558

[14] Oyeyipo IP, Raji Y, Bolarinwa AF. Ng-nitro-1-arginine methyl ester protects against hormonal imbalances associated with nicotine administrationin male rats. N Am J Med Sci. 2015;7(2):59-64.
https://www.ncbi.nlm.nih.gov/pmc/articles/PMC4358050

[15] Panesar NS, Chan KW. Decreased steroid hormone synthesis from inorganic nitrite and nitrate.
https://pubmed.ncbi.nlm.nih.gov/11133344

[16] Morgan JC, Alhatou M, Oberlies J, Johnston KC. Transient ischernic attack and stroke associated with sildenafil (Viagra)
use.Neurology.   2001;57(9):1730-1731.
https://n.neurology.org/content/57/9/1730.short

[17] Lowe G, Costabile RA. 10-Year analysis of adverse event reports to the Food and Drug Administration for phospho diesterase type-5 inhibitors. JSex Med. 2012;9(1):265-270.
https://pubmed.ncbi.nlm.nih.gov/22023666

[18] Calabrese V, Scapagnini G, Ravagna A, et al. Nitric oxide synthase is present in the cerebrospinal fluid of patients with active multiple sclerosis and is associated with increases in cerebrospinal fluid protein nitrotyrosine and S-nitrosoth-iols and with changes in glutathione levels. J Neurosci Res. 2002;70(4):580-587.
https://pubmed.ncbi.nlm.nih.gov/12404512

[19] Togo T, Katsuse 0, Iseki E. Nitric oxide pathways in

Alzheimer's disease and other neurodegenerative dementias. Neurol Res. 2004;26(5):563-566.
https://pubmed.ncbi.nlm.nih.gov/15265275

[20] Li W-Q, Qureshi AA, Robinson KC, Han J.Sildenafil use and increased risk of incident melanoma in US men: a prospec- tive cohort study. JAMA Intern Med. 2014;174(6):964-970.
https://pubmed.ncbi.nlm.nih.gov/15265275

[21] Sharma S, Panda S, Sharma S, Singh SK, Seth A, Gupta N. Prolonged priapism following single dose administration of sildenafil: A rare case report. Urology Annals. 2009;1(2):67.
https://www.urologyannals.com/article.asp?issn=0974-7796;year=2009;volume=l;issue= 2;spage= 6 7;epage=68;aulast=Sharma

[22] Hard luck- Viagra can cause impotence. Independent. 1999.Jeremy Laurance. Source:
https://www.independent.co.uk/news/hard-luck-viagra-can-cause-impotence-1076636.html

[23] Man's penis amputated after Viagra overdose. Inde pendent. 2013. Nick Renaud-Komiya.Source:
https://www.independent.co.uk/news/world/americas/mans-penis-amputated-after-viagra-overdose-8835146.html

[24] Nisoli E, Carruba MO. Nitric oxide and mitochondrial biogenesis. J Cell Sci. 2006;119(Pt 14):2855-2862.
https://pubmed.ncbi.nlm.nih.gov/16825426

[25] Chuang I-C, Yang R-C, Chou S-H, et al. Effect of carbon dioxide inhalation on pulmonary hypertension induced by increased blood flow and hypoxia. KaohsiungJ Med Sci. 2011;27(8):336-343.
https://pubmed.ncbi.nlm.nih.gov/21802645

[26] HwangJ-H, Kim K-J, Ryu S-J, Lee B-Y. Caffeine prevents LPS-induced inflammatory responses in RAW264.7 cells and zebrafish. Chem Biol Interact. 2016;248:l-7.
https://pubmed.ncbi.nlm.nih.gov/26852703

[27] Pels A, Kenny LC, Alfirevic Z, et al. STRIDER (Sildenafil TheRapy in dismal prognosis early onset fetal growth restric tion): an international consortium of randomised placebo-
controlled trials. BMC Pregnancy Childbirth. 2017;17(1):440.
https://pubmed.ncbi.nlm.nih.gov/29282009

[28] How ebola kills you: It's not the virus. NPR. 2014. Michaeleen Doucleff. Source:
https://www.npr.org/sections/goatsandsoda/
2014/08/26/342451672/how-ebola-kills-you-its-not-the-virus

[29] Sanchez A, Lukwiya M, Bausch D,et al. Analysis of human peripheral blood samples from fatal and non fatal cases of Ebola (Sudan) hemorrhagic fever: cellular responses, virus load, and nitric oxide levels. J Virol. 2004;78(19):10370-10377.
https://pubmed.ncbi.nlm.nih.gov/15367603

Geeniterapian epäonnistuminen

[30] Annadurai K, Danasekaran R, Mani G. Personalized medicine: A paradigm shift towards promising health care.JPharm
Bioallied Sci. 2016;8(1):77-78.
https://www.ncbi.nlm.nih.gov/pmc/articles/PMC4766785

[31] McCAIN J.The future of gene therapy. Biotechnol Healthc. 2005;2(3):52-60.
https://www.ncbi.nlm.nih.gov/pmc/articles/PMC3564347

[32] At $2.1 million, new gene therapy is the most expensive drugever. NPR. 2019. Rob Stein. Source: https://www.npr.org/sections/health-shots/2019/05/24/725404168/at-2-125-million-new-gene-therapy-is-the-most-expensive-drug-ever

[33] Galzi J-L.[Gene editing in drugdiscovery and therapeutic innovation]. Med Sci (Paris). 2019;35(4):309-315. https://pubmed.ncbi.nlm.nih.gov/31038108

[34] DNA-editing breakthrough could fix'broken genes' in the brain, delay ageing and cure incurable diseases. Independent. 2016. Ian Johnston. Source: https://www.independent.co.uk/news/science/gene-editing-breakthrough-fix-broken-genes-delay-ageing-cure-incurable-diseases-a7421596.html

[35] Yakovlev VA. Role of nitric oxide in the radiation-induced bystander effect. Redox Biol. 2015;6:396-400. https://pubmed.ncbi.nlm.nih.gov/26355395/

[36] Han W, Wu L, Chen S, et al. Constitutive nitric oxide acting as a possible intercellular signaling molecule in the initiation of radiation-induced DNA double strand breaks in non-irradiated bystander cells. Oncogene. 2007;26(16):2330-9. https://pubmed.ncbi.nlm.nih.gov/17016433/

[37] Xiao L, Liu w, LiJ,et al. Irradiated U937 cells trigger inflammatory bystander responses in human umbilical vein endothelial cells through the p38 pathway. Radiat Res. 2014;182(1):111-21. https://www.jstor.org/stable/24545385

[38] Lala PK, Chakraborty C. Role of nitric oxide in carcinogene sis and tumour progression. Lancet Oncol. 2001;2(3):149-56. https://pubmed.ncbi.nlm.nih.gov/11902565/

[39] Fernandez-Ruiz I. Gene therapy: No improvement in outcomes with gene therapy for heart failure. Nat Rev Cardiol. 2016;13(3):122-123.
https://pubmed.ncbi.nlm.nih.gov/26843287

[40] Stevens null, Glatstein null. Beware the medical industrial complex. Oncologist. 1996;1(4):IV-V.
https://pubmed.ncbi.nlm.nih.gov/10388005

[41] Longevity Secrets of the Naked Mole Rat. Endalldisease. 2020. Mark Sloan. Source:
https://endalldisease.com/longevity-secrets-naked-mole-rat

[42] Nisoli E, Carruba MO. Nitric oxide and mitochondrial biogenesis. Journal of Cell Science. 2006;119(14):2855-2862.
https://jcs.biologists.org/content/119/14/2855

[43] DeBerardinis RJ, Thompson CB. Cellular metabolism and disease: what do metabolic outliers teach us? Cell. 2012;148(6):1132-1144.
https://www.cell.com/fulltext/S0092-8674(12)00232-2#%20

Metyleenisininen

[44] Who we are 1865-1901. BASF. Source: https://www.basf

[45] Theright chemistry: Methylene blue shakes up the medical world. Montreal Gazette. 2016.JoeSchwarcz. Source:
https://montrealgazette.com/opinion/columnists/the-right-chem-istry-methylene-blue-shakes-up-the-medical-world

[46] Thecolour of hope. BASF. Source:
https://agriculture.basf.com/global/en/business-areas/public-health/commitment-to-public-health/methylene-blue.html

[47] Coulibaly B, Zoungrana A, Mockenhaupt FP, et al. Strong gametocytocidal effect of methylene blue-based combination

therapy against falciparum malaria: a randomised controlled trial. PLoS One. 2009;4(5):e5318.
https://www.ncbi.nlm.nih.gov/pubmed/19415120

[48] Schirmer RH, Coulibaly B, Stich A, et al. Methylene blue as an antimalarial agent. Redox Report. 2003;8(5):272-275.
http://www.tandfonline.com/doi/abs/10.1179/135100003225002899

[49] Coulibaly B, Zoungrana A, Mockenhaupt FP, et al. Strong gametocytocidal effect of methylene blue-based combination therapy against falciparum malaria: a randomised controlled trial. PLoS One. 2009;4(5).
https://www.ncbi.nlm.nih.gov/pmc/articles/PMC2673582

[50] Howland RH. Methylene blue: the longand winding road from stain to brain: part 1.J Psychosoc Nurs Ment Health Serv. 2016;54(9):21-24.
https://www.ncbi.nlm.nih.gov/pubmed/27576224

[51] Studies on oxidation-reductionin milk: the methylene blue reduction test.Journal of Dairy Science. 19 30;13(3):221-245.
https://www.sciencedirect.com/science/article/pii/S0022030230935205

[52] Mayer B, Brunner F, Schmidt K. Inhibition of nitric oxide synthesis by methylene blue. Biochem Pharmacol. 1993;45(2):367-374.
https://pubmed.ncbi.nlm.nih.gov/7679577

[53] Wrubel KM, Riha PD, Maldonado MA, Mccollum D, Gon zalez-Lima F. The brain metabolic enhancer methylene blue improves discriminationlearning in rats. Pharmacol Biochem Behav. 2007;86(4):712-717.
https://www.ncbi.nlm.nih.gov/pmc/articles/PMC2040387

[54] Jang DH, Nelson LS, Hoffman RS. Methylene blue in the treatment of refractory shock from an arnlodipine overdose. Ann Emerg Med. 2011;58(6):565-567.
https://pubmed.ncbi.nlm.nih.gov/21546119

[55] Eroglu L, Caglayan B. Anxiolytic and antide pressant properties of methylene blue in animal models. Pharmacol Res. l 997;36(5):381-385.
https://pubmed.ncbi.nlm.nih.gov/9441729

[56] https://core.ac.uk/reader/7832690

[57] The effect of methylene blue on the oxygen consumption and respiratory quotient of normal and tumor tissue.John JJares. University of Rochester School of Medicine. Source: http://www.medicinacomplementar.com.br/biblioteca/pdfs/Cancer/ca-10247.pdf

[58] Atamna H, Atamna W, Al-Eyd G, Shanower G, Dhahbi JM. Combined activation of the energy and cellular-defense pathways may explain the potent anti-senescence activity of methylene blue. Redox Biol. 2015;6:426-435.
https://www.ncbi.nlm.nih.gov/pmc/articles/PMC4588422

[59] Juffermans NP, Vervloet MG, Daemen-Gubbels CRG, Binnekade JM, de Jong M, Groeneveld ABJ. Adose-finding study of methylene blue to inhibit nitric oxide actions in the hemodynamics of human septic shock. Nitric Oxide. 2010;22(4):275-280.
https://pubmed.ncbi.nlm.nih.gov/20109575

[60] Moore T, Sharman IM, Ward RJ. The vitamin E activity of methylene blue. Biochem J. 19 53;53(4):xxxi.
https://pubmed.ncbi.nlm.nih.gov/13037684

[61] Gillman PK. Methylene blue is a potent monoamine

oxidase inhibitor. CanJ Anaesth. 2008;55(5):311-312; author reply 312. https://pubmed.ncbi.nlm.nih.gov/18451123

[62] Wen Y, Li W, Poteet EC, et al. Alternative mitochondrial electron transfer as a novel strategy for neuroprotection.J Biol Chem. 2011;286(18):16504-16515.
https://pubmed.ncbi.nlm.nih.gov/21454572

[63] Nedvidkova J, Pacak K, Haluzik M, Nedvidek J, Schreiber V. The role of dopamine in methylene blue-mediated inhibition of estradiol benzoate-induced anterior pituitary hyperplasia
in rats. Neurosci Lett. 2001;304(3):194-198.
https://pubmed.ncbi.nlm.nih.gov/11343835

[64] Hirsch JI, Banks WL, Sullivan JS, Horsley JS. Effect of methylene blue on estrogen-receptor ac- tivity. Radiology. 1989;171(1):105-107.
https://pubmed.ncbi.nlm.nih.gov/2467322

[65] Schreiber V. [Methylene blue as an endocrine modulator: interactions with thyroid hormones]. Bratisl Lek Listy. 1995;96(11):586-587.
https://pubmed.ncbi.nlm.nih.gov/8624735

[66] Haluzik M, Nedvidkova J, Schreiber V. Methylene blue--an endocrine modulator. Sb Lek. 199 5;96(4):319-322.
https://pubmed.ncbi.nlm.nih.gov/8711376

[67] Jourabi FG, Yari S, Amiri P, Heidarianpour A, Hashemi H. The ameliorative effects of methylene blue on testic ular damage induced by cisplatin in rats. Andrologia. 2021;53(1):e13850.
https://onlinelibrary.wiley.com/doi/abs/10.1111/and.13850

Metyleenisinisen 10 etua

[68] Caroline FB, Luiza MS, Livia A, et al. Why methylene blue have to be always present in the stocking of emergency antidotes. Current Drug Targets.
https://www.eurekaselect.com/article/89466

[69] Brooks MM. Methylene blue as antidote for cyanide and carbon monoxide poisoning. Journal of the American Medical Association.1933;100(1):59-59.
https://jamanetwork.com/journals/jama/article-abstract/241035

[70] Haou.zi P, Gueguinou M, Sonobe T, et al. Revisiting the physiological effects of methy- lene blue as a treatment of cyanide intoxication. Clin Toxicol (Phila). 2018;56(9):828-840. https://pubmed.ncbi.nlm.nih.gov/29451035

[71] Joshi P, Kaya C, Surana S, et al. A novel method in decision making for the diagnosis of anterior urethral stricture: using methylene blue dye. TurkJ Urol. 2017;43(4):502-506.
https://www.ncbi.nlm.nih.gov/pmc/articles/PMC5687215

[72] The cinchona alkaloids and the aminoquinolines. Anti malarial Agents. Published online January 1, 2020:65-98.
https://www.sciencedirect.com/science/article/pii/B9780081012109000032

[73] The Right Chemistry: methylene blue shakes up the medical world. Montreal Gazette. 2016.Joe Schwarcz. Source: https://montrealgazette.com/opinion/columnists/the-right-chemistry-methylene-blue-shakes-up-the-medical-world

[74] The Colour of Hope. BASF. Source:
https://agriculture.basf.com/global/en/business-areas/public-health/commitment-to-public-health/methylene-blue.html

[75] Potential health benefits of methylene blue. News Medical life sciences. Sara Ryding. Source: https://www.news-medical.net/health/Potential-Health-Benefits-of-Methylene-Blue.aspx

[76] TheColour of Hope. BASF. Source: https://agriculture.basf.com/global/en/business-areas/public-health/commitment-to-public-health/methylene-blue.html

[77] Dicko A, Roh ME, Diawara H, et al. Efficacy and safety of primaquine and methylene blue for prevention of Plasmod ium falciparum transmission in Mali: a phase 2, single-blind, randomised controlled trial. The Lancet Infectious Diseases. 2018;18(6):627-639. https://www.thelancet.com/journals/laninf/article/PIIS1473-3099(18)30044-6/fulltext

[78] Lu G, Nagbanshi M, Goldau N, et al. Efficacy and safety of methylene blue in the treatment of malaria: a systematic review. BMC Med. 2018;16(1):59. https://pubmed.ncbi.nlm.nih.gov/29690878

[79] Gomes TF, Pedrosa MM, de Toledo ACL, et al. Bactericide effect of methylene blue associated with low-level laser ther apyin Escherichia coli bacteria isolated from pressure ulcers. Lasers Med Sci. 2018;33(8):1723-1731. https://pubmed.ncbi.nlm.nih.gov/29744751

[80] Gazel D, Tatman Otkun M, Akc;:all A. In vitro activity of methylene blue and eosin methylene blue agar on colistin-resistant A. baumannii: an experimental study. J Med Microbiol. 2019;68(11):1607-1613. https://pubmed.ncbi.nlm.nih.gov/31535963

[81] Ansari MA, Fatima Z, Hameed S. Antifungal action of

methylene blue involves mitochondrial dysfunction and disruption of redox and membrane homeostasis in c. Albicans. Open Microbiol J. 2016;10:12-22.
https://pubmed.ncbi.nlm.nih.gov/27006725

[82] Wang Y, Ren K, Liao X,et al. Inactivation of Zika virus in plasma and derivatives by four different meth ods.J Med Virol. 2019;91(12):2059-2065.
https://pubmed.ncbi.nlm.nih.gov/31389019

[83] Papin JF, Floyd RA, Dittmer DP. Methylene blue photoinactivation abolishes West Nile virus infectivity in vivo. Antiviral Res. 2005;68(2):84-87.
https://pubmed.ncbi.nlm.nih.gov/16118025

[84] Eickmann M, Gravemann U, Handke W, et al. Inactivation of Ebola virus and Middle East respiratory syndrome coronavirus in platelet concentrates and plasma by ul traviolet C light and methylene blue plus visible light, respectively. Transfusion. 2018;58(9):2202-2207.
https://www.ncbi.nlm.nih.gov/pmc/articles/PMC7169708

[85] Squillace DM, Zhao Z, Call GM, Gao J, Yao JQ. Viral inactiva tion of human osteochondral grafts with methylene blue and light. Cartilage. 2014;5(1):28-36.
https://www.ncbi.nlm.nih.gov/pmc/articles/PMC4297095

[86] Wong T-W, Huang H-J, Wang Y-F, Lee Y-P, Huang C- C, Yu C-K. Methylene blue-mediated photodynamic in activation as a novel disinfectant of enterovirus 71. J Antimicrob Chemother. 2010;65(10):2176-2182.
https://pubmed.ncbi.nlm.nih.gov/20719762

[87] Methylene blue photoinactivationof RNA viruses. Antiviral Research. 2004;61(3):141-151.

https://www.sciencedirect.com/science/article/abs/pii/S0166354203002596

[88] Muller-Breitkreutz K, Mohr H. Hepatitis C and human immunodeficiency virus RNA degrada tion by methylene blue/light treatment of human plasma. J Med Virol. 1998;56(3):239-245.
https://pubmed.ncbi.nlm.nih.gov/9783692

[89] Huang Q, Fu W-L, Chen B, Huang J-F, Zhang X, Xue Q. Inactivation of dengue virus by methylene blue/nar row bandwidth light system. J Photochem Photobiol B. 2004;77(1):39-43.
https://www.ncbi.nlm.nih.gov/pmc/articles/PMC7129913

[90] Methylene blue photochemical treatment as a reliable SARS-CoV-2 plasma virus inactivation method for blood safety and convalescent plasma therapy for the COVID-19 out break. https://www.researchsguare.com/article/rs-17718/v1

[91] Gendrot M, Andreani J, Duflot I, et al. Methylene blue inhibits replication of SARS-CoV-2 in vitro. Int J Antimicrob Agents. 2020;56(6):106202.
https://pubmed.ncbi.nlm.nih.gov/33075512

[92] A cohort of cancer patients with no reported cases of sars cov-s infection: the possible preventive role of methylene blue. Guerir du cancer. 2020. Source:
https://guerir-du-cancer.fr/a-cohort-of-cancer-patients-with-no-reported-cases-of-sars-cov-2-infection-the-possible-preventive-role-of-methylene-blue

[93] Ajaz S, McPhail MJ,Singh KK, et al. Mitochondrial metabolic manipulation by SARS-CoV-2 in peripheral blood mononuclear cells of patients with COVID-19. American Journal of Physiology-Cell Physiology. 2020;320(1):C57-C65.

https://journals.physiology.org/doi/full/10.1152/ajpcell.00426.2020

[94] Ajaz S, McPhail MJ, Singh KK, et al. Mitochondrial metabolic manipulation by SARS-CoV-2 in peripheral blood mononuclear cells of patients with COVID-19. American Journal of Physiology-Cell Physiology. 2020;320(1):C57-C65.
https://journals.physiology.org/doi/full/10.1152/ajpcell.00426.2020

[95] Scigliano G, Scigliano GA. Methylene blue in COVID-19. Med Hypotheses. 2021;146:110455.
https://pubmed.ncbi.nlm.nih.gov/33341032

[96] Sonntag K-C, Ryu W-1, A.mirault KM, et al. Late-onset Alzheimer's disease is associated with inherent changes in bioenergetics profiles. Scientific Reports. 2017;7(1):14038.
https://www.nature.com/articles/s41598-017-14420-x

[97] McCann SM, Licinio J, Wong ML, Yu WH, Karanth s, Rettorri V. The nitric oxide hypothesis of aging. Exp Gerontol.1998;33(7-8):813-826.
https://pubmed.ncbi.nlm.nih.gov/9951625

[98] McCann SM. The nitric oxide hypothesis of brain aging. Exp Gerontol. 1997;32(4-5):431-440.
https://pubmed.ncbi.nlm.nih.gov/9315447

[99] Gais S, Born J. Low acetylcholine during slow-wave sleep is critical for declarative memory consolidation. PNAS. 2004;101(7):2140-2144.
https://www.pnas.org/content/101/7/2140.full

[100] Shytle RD, Silver AA, Lukas RJ, Newman MB, Sheehan DV, Sanberg PR. Nicotinic acetylcholine receptors as targets

for antidepressants. Mol Psychiatry. 2002;7(6):525-535.
https://pubmed.ncbi.nlm.nih.gov/12140772

[101] Andreasen JT, Olsen GM, Wiborg 0, Redrobe JP.
Antidepressant-like effects of nicotinic acetyl
choline receptor antagonists, but not agonists, in the
mouse forced swim and mouse tail suspension tests. J
Psychopharmacol. 2009;23(7):797-804.
https://pubmed.ncbi.nlm.nih.gov/18583432

[102] Sawada Y, Nakamura M, Bito T, et al. Cholinergic
urticaria: studies on the muscarinic cholinergic re ceptor M3 in
anhidrotic and hypohidrotic skin.J Invest Dermatol.
2010;130(11):2683-2686.
https://pubmed.ncbi.nlm.nih.gov/20613776

[103] Sawada Y, Nakamura M, Bito T, et al. Decreased
expression of acetylcholine esterase in choliner- gic urticaria
with hypohidrosis or anhidrosis. J
Invest Dermatol. 2014;134(1):276-279.
https://pubmed.ncbi.nlm.nih.gov/23748235

[104] Abdulla SAM, Dietrich EL, Syed MN, et al. Methylene
blue inhibits the function of a7-nicotinic acetylcholine recep
tors. CNS & Neurological Disorders - Drug Targets.
https://www.eurekaselect.com/104080/article

[105] Schelter BO, Shiells H, Baddeley TC, et al.
Concentration dependent activity ofhydromethylthionine on
cognitive decline and brain atrophy in mild to moderate
alzheimer's disease. J Alzheimers Dis.2019;72(3):931-946.
https://pubmed.ncbi.nlm.nih.gov/31658058

[106] New study byTauRx shows a minimum dose of
hydromethylthionine could slow cognitive decline and brain
atrophy in mild-to-moderate Alzheimer's disease.

PRNewswire. 2019. Source:
https://www.prnewswire.com/news-releases/new-study-by-taurx-shows-a-minimum-dose-of-hydromethylthionine-could-slow-cognitive-decline-and-brain-atrophy-in-mild-to-moderate-alzheimers-disease-30096S395/

[107] Soeda Y, Saito M, Maeda S, et al. Methylene blue inhibits formation of tau fibrils but not of granular tau oligomers: a plausible key to understanding failure of a clinical trial for alzheimer's disease. J Alzheimers Dis. 2019;68(4):1677-1686.
https://pubmed.ncbi.nlm.nih.gov/30909223

[108] Necula M, Breydo L, Milton S, et al. Methylene blue in hibits amyloid a   oligomerizationby promoting fibrillization. Biochemistry. 2007;46(30):8850-8860.
https://pubs.acs.org/doi/10.1021/bi70041lk

[109] TauRx Alzheimer's drug ltmx fails in large study
https://www.nbcnews.com/health-news/taurx-alzheimer-s-drug-lmtx-fails-large-study-although-some-n617746

[110] Second phase II study results for anti-tau Alzheimer's treatment released. Alzheimer's research UK. 201 7. Source:
https://www.alzheimersresearchuk.org/second-phase-iii-study-results-anti-tau-alzheimers-treatment-released

[111] Wrubel KM, Riha PD, Maldonado MA, Mccollum D, Gon zalez-Lima F. The brain metabolic enhancer methylene blue improves discriminationlearning in rats. Pharmacol Biochem Behav. 2007;86(4):712-717.
https://www.ncbi.nlm.nih.gov/pmc/articles/PMC2040387

[112] Atamna H, Nguyen A, Schultz C, et al. Methylene blue delays cellular senescence and en.hances key mitochondrial

biochemical pathways. FASEB J. 2008;22(3):703-712.
https://www.ncbi.nlrn.nih.gov/pubmed/17928358

[113] Potential alzheimer's, parkinson's cure found in century-old drug. ScienceDaily. Source:
https://www.sciencedaily.com/releases/2008/08/08081810135.htm

[114] Glucose deprivation in the brain sets stage for Alzheimer's disease, Temple study shows. EurekAlert! Source:
https://www.eurekalert.org/pubreleases/2017-01/tuhsgdiO12717.php

[115] Choudhury GR, Winters A, Rich RM, et al. Methylene blue protects astrocytes against glucose oxygen depri 2015;10(4):eOl 23096.
https://journals.plos.org/plosone/article?id=l0.1371/journal.pone.Ol23096

[116] Yang L, Youngblood H, Wu C, Zhang Q. Mitochondria as a target for neuroprotection: role of methylene blue and photobiomodulation.Translational Neurodegeneration. 2020;9(1):19.
https://translationalneurodegeneration.biomedcentral.com/articles/10.1186/s40035-020-00197-z

[117] Rodriguez P, Zhou W, Barrett DW, et al. Multimodal randomized functional mr imaging of the effects of methylene blue in the human brain. Radiology. 2016;281(2):516-526.
https://pubs.rsna.org/doi/10.1148/radiol.2016152893

[118] Methylene blue shows promise for improving short-term memory: Study in humans. ScienceDaily.
https://www.sciencedaily.com/releases/2016/06/160628072028.htm

[119] Lin A-L, Poteet E, Du F, et al. Methylene blue as a cerebral metabolic and hemodynarnic enhancer. PLOS ONE. 2012;7(1O):e46585. https://journals.plos.org/plosone/article?id=10.1371/journal.pone.0046585

[120] James BM, Li Q, Luo L, Kendrick KM. Aged neuronal nitric oxide knockout mice show preserved olfactory learning in both social recognition and odor-condi tioning tasks. Front Cell Neurosci. 2015;9:105. https://pubmed.ncbi.nlm.nih.gov/25870540

[121] Cowen PJ, Browning M. What has serotonin to do with depression? World Psychiatry. 2015;14(2):158-160. https://www.ncbi.nlm.nih.gov/pmc/articles/PMC4471964

[122] Teng T, Shively CA, Li X, et al. Chronic unpredictable mild stress produces depressive-like behavior, hypercorti solemia, and metabolic dysfunction in adolescent cynomolgus monkeys. Translational Psychiatry. 2021;11(1):1-9. https://www.nature.com/articles/s41398-020-01132-6
[123] Hinnouho G-M, Singh-Manoux A, Gueguen A, et al. Metabolically healthy obesity and depressive symptoms: 16-year follow-up of the Gazel cohort study. PLOS ONE. 2017;12(4):eOl 74678. https://journals.plos.org/plosone/article?id=10.1371/journal.pone.0174678

[124] Gowey MA, Khodneva Y, Tison SE,et al. Depressive symptoms, perceived stress, and metabolic health: The REGARDS study. International Journal of Obesity. 2019;43(3):615-632. https://www.nature.com/articles/s41366-018-0270-3

[125] Major depression leaves metabolic signature. Medical News Today. 2015. James McIntosh. Source: https://www.medicalnewstoday.com/articles/292842

[126] Women and depression. Harvard health publishing. 2011. Source: https://www.health.harvard.edu/womenshealth/women-and-depression

[127] Salk RH, Hyde JS, Abramson LY. Gender differences in de pression in representative national samples: Meta-analyses of diagnoses and symptoms. Psycho!Bull. 2017;143(8):783-822. https://pubmed.ncbi.nlm.nih.gov/28447828/

[128] Hiroi R, McDevitt RA, Neumaier JF. Estrogen selectively increases tryptophan hydroxylase-2 rnRNA expression in distinct subregions of rat midbrain raphe nucleus: associa tion between gene expression and anxiety behavior in the open field. Biol Psychiatry. 2006;60(3):288-295. https://pubmed.ncbi.nlm.nih.gov/16458260

[129] Qureshi AC, Bahri A, Breen LA, et al. The influence of the route of oestrogen administration on serum levels of cortisol-bindingglobulin and total cortisol. Clin Endocrinol (Oxf). 2007;66(5):632-635. https://pubmed.ncbi.nlm.nih.gov/17492949

[130] Nevzati E,Shafighi M, Bakhtian KD, Treiber H, Fandino J, Fathi AR. Estrogen induces nitric oxide produc tion via nitric oxide synthase activation in endothelial cells. Acta Neurochir Suppl. 2015;120:141-145. https://pubmed.ncbi.nlm.nih.gov/25366614

[131] Kudlow P, Cha DS, Carvalho AF, McIntyre RS. Nitric oxide and major depressive disorder: pathophysiologyand treatment implications. Curr Mol Med. 2016;16(2):206-215. https://pubmed.ncbi.nlm.nih.gov/26812915

[132] Gao S-F, Lu Y-R, Shi L-G, et al. Nitric oxide synthase and nitric oxide alterations in chronically stressed rats: a model for nitric oxide in major depressive disorder. Psychoneuroendocrinology. 2014;47:136-140. https://pubmed.ncbi.nlm.nih.gov/25001963

[133] Akpinar A, Yaman GB, Demirdas A, Onal S. Possible role of adrenomedullin and nitric oxide in major depression. Prog Neuropsychopharmacol Biol Psychiatry. 2013;46:120-125. https://pubmed.ncbi.nlm.nih.gov/23867466

[134] Joca SRL, Guimaraes FS. Inhibition of neuronal nitric oxide synthase in the rat hippocampus in duces antidepressant-like effects. Psychophar macology (Berl). 2006;185(3):298-305. https://pubmed.ncbi.nlm.nih.gov/16518647

[135] Naylor GJ, Smith AH, Connelly P. Acontrolled trial of methylene blue in severe depressive ill ness. Biol Psychiatry. 1987;22(5):657-659. https://pubmed.ncbi.nlm.nih.gov/3555627

[136] Naylor GJ, Martin B, Hopwood SE, Watson Y. A two year double-blind crossover trial of the prophylactic effect of methylene blue in manic-depressive psy chosis. Biol Psychiatry. 1986;21(10):915-920. https://pubmed.ncbi.nlm.nih.gov/3091097

[137] Alda M, McKinnon M, Blagdon R, et al. Methylene blue treatment for residual symptoms of bipolar disorder: ran domised crossover study. Br J Psychiatry. 2017;210(1):54-60. https://pubmed.ncbi.nlm.nih.gov/27284082

[138] Telch MJ, Bruchey AK, Rosenfield D, et al. Effects of post-session administration of methylene blue on fear extinction and contextual memory in adults with claustro

phobia. Am J Psychiatry. 2014;171(10):1091-1098.
https://pubmed.ncbi.nlm.nih.gov/25018057

[139] Auchter AM, Shumake J, Gonzalez-Lima F, Monfils MH. Preventing the return of fear using reconsolidation updating and methylene blue is differentially dependent on extinction learning. Sci Rep. 201 7;7:46071.
https://pubmed.ncbi.nlm.nih.gov/28397861

[140] Zoellner LA, Telch M, Foa EB, et al. Enhancing extinction learning in posttraumatic stress disorder with brief daily imaginal exposure and methylene blue: a randomized con trolled trial.J Clin Psychiatry. 2017;78(7):e782-e789.
https://pubmed.ncbi.nlm.nih.gov/28686823

[141] Alda M. Methylene blue in the treatment of neuropsy chiatric disorders. CNS Drugs. 2019;33(8):719-725.
https://pubmed.ncbi.nlm.nih.gov/31144270

[142] What are the treatments for autism WebMD. 2020. Renee A. Alli, MD. Source:
https://www.webmd.com/brain/autism/understanding-autism-treatment

[143] Giulivi C, Zhang Y-F, Omanska-Klusek A, et al. Mito chondrial dysfunction in autism.JAMA. 2010;304(21):2389.
https://jamanetwork.com/journals/jama/fullarticle/186999

[144] Children with autism have mitochon drial dysfunction, study finds. Science Daily. 2010. Source:
https://www.sciencedaily.com/releases/2010/11/101130161521.htm

[145] Chakraborty P, Carpenter KLH, Major S, et al. Gastroin testinal problems are associated with increased repetitive behaviors but not social communication difficulties in young

children with autism spectrum disorders. Autism.
2021;25(2):405-415.
https://journals.sagepub.com/doi/10.1177/1362361320959503

[146] Autism study suggests connection between repetitive
behaviors, gut problems. Science Daily. 2020. Source:
https://www.sciencedaily.com/releases/2020/12/201203094542
.htm

[147] Lipopolysaccharide-induced inflammation and perinatal
brain injury. Seminars in Fetal and Neonatal Medicine.
2006;11(5):343-353.
https://www.sciencedirect.com/science/article/pii/S1744165X0
6000448

[148] Zhao J, Bi W, Xiao S, et al. Neuroinflammationinduced
by lipopolysaccharide causes cognitive impairment in mice.
Scientific Reports. 2019;9(1):5790.
https://www.nature.com/articles/s41598-019-42286-8

[149] Singal A, Tirkey N, Pilkhwal S, Chopra K. Green tea
(Camellia sinensis) extract ameliorates endo- toxin induced
sickness behavior and liver damage
in rats. Phytother Res. 2006;20(2):125-129.
https://pubmed.ncbi.nlm.nih.gov/16444665

[150] Yirrniya R, Pollak Y, Morag M, et al. Illness, cytokines,
and depression. Ann NY Acad Sci. 2000;917:478-487.
https://pubmed.ncbi.nlm.nih.gov/11268375

[151] Marvel FA, Chen C-C, Badr N, Gaykema RPA, Goehler
LE. Reversible inactivation of the dorsal vagal complex blocks
lipopolysaccharide-induced social withdrawal and c-Fos
expression in central autonomic nuclei.
Brain Behav Immun. 2004;18(2):123-134.
https://pubmed.ncbi.nlm.nih.gov/14759590

[152] Potentiation of mercury-induced nephrotoxicity by endotoxin in the Sprague-Dawley rat. Toxicology. 2000;149(2-3):75-87.
https://www.sciencedirect.com/science/article/pii/S0300483X0000233X

[153] Altered glutathione homeostasis in animals prenatally exposed to lipopolysaccharide. Neurochernistry Interna tional. 2007;50(4):671-680.
https://www.sciencedirect.com/science/article/pii/SOl97018607000186

[154] Hou Y, Xie G, Liu X, et al. Minocycline protects against lipopolysaccharide-induced cognitive impairment in mice. Psychopharmacology(Berl). 2016;233(5):905-916.
https://pubmed.ncbi.nlm.nih.gov/26645224

[155] Yins, Shao J, Wang X, et al. Methylene blue exerts rapid neuroprotective effects on lipopolysaccharide-induced be-havioral deficits in mice. Behav Brain Res. 2019;356:288-294. https://pubmed.ncbi.nlm.nih.gov/30195022

[156] Huang TH, Lu YC, Kao CT. Low-level diode laser therapy reduces lipopolysaccharide (Lps)-induced bone cell in flammation. Lasers Med Sci. 2012;27(3):621-627.
https://pubmed.ncbi.nlm.nih.gov/22002329

[157] Effects of activated charcoal and zeolite on serum lipopolysaccharides and some inflammatory biomarkers levels in experimentallyinduced subacute ruminal acidosis in lambs.Turkish journal of veterinary and animal sciences. 2020. Source: https://journals.tubitak.gov.tr/veterinary/issues/vet-20-44-4/vet-44-4-10-2001-93.pdf

[158] Frolkis VV, Nikolaev VG, Paramonova GI, et al. Effect

of enterosorption on animal lifespan. Biomater Artif Cells Artif Organs. 1989;17(3):341-351.
https://pubmed.ncbi.nlm.nih.gov/2479433

[159] Frye RE, Rossignol DA. Mitochondrial dysfunction can connect the diverse medical symptoms associated with autism spectrum disorders. Pediatr Res. 2011;69(5 Pt 2):4lR-47R.
https://www.ncbi.nlm.nih.gov/pmc/articles/PMC3179978

[160] Guevara-Campos J,Gonzalez-Guevara L, Puig-Alcaraz C, Cauli 0. Autism spectrum disorders associated to a deficiency of the enzymes of the mitochondrial respira tory chain. Metab Brain Dis. 2013;28(4):605-612.
https://pubmed.ncbi.nlm.nih.gov/23839164

[161] Goh s, Dong z, Zhang Y, DiMauro s, Peterson BS. Mitochondrial dysfunction as a neurobiologicalsub type of autism
spectrum disorder: evidence from brain imaging. JAMA Psychiatry. 2014;71(6):665-671.
https://pubmed.ncbi.nlm.nih.gov/24718932

[162] Frye RE, Rose S, Slattery J, MacFabe DF. Gastrointestinal dysfunction in autism spectrum disorder: the role of the mito chondria and the enteric microbiome. Microb Ecol Health Dis. 2015;26:27458.
https://pubmed.ncbi.nlm.nih.gov/25956238

[163] Siddiqui MF, Elwell C,Johnson MH. Mitochondrial dysfunction in autism spectru.m disorders. Autism Open Ac cess. 2016;6(5).
https://www.ncbi.nlm.nih.gov/pmc/articles/PMC5137782

[164] Mitochondrial dysfunction in autism spectrum disorder: unique abnormalities and targeted treatments. Seminars in Pediatric Neurology. 2020;35:100829.

https://www.sciencedirect.com/science/article/pii/S107190912
0300401

[165] Lin A-L, Poteet E, Du F, et al. Methylene blue as a cerebral metabolic and hemodynamic enhancer. PLOS ONE. 2012;7(1O):e46585. https://journals.plos.org/plosone/article?id=10.1371/journal.pone.0046585

[166] Atamna H, Nguyen A, Schultz C, et al. Methylene blue delays cellular senescence and enhances key mitochondrial biochemical pathways. FASEB J. 2008;22(3):703-712. https://

[167] Ueber schmerzstillende wirkung des methylenblaus (Pp. 49 3-494). Von ehrlich, paul & leppmann, a. (1890):Iantiq. F. -d. Sohn - medicusbooks. Com. https://www.zvab.com/Ueberschmerzstillende-Wirkung-Methylenblaus-pp.493-494-Ehrlich/1239519850/bd

[168] Sim H-L, Tan K-Y. Randomized single-blind clinical trial of intradermal methylene blue on pain reduction after open diathermy haemorrhoidec tomy. Colorectal Dis. 2014;16(8):0283-287. https://pubmed.ncbi.nlm.nih.gov/24506265

[169] Miclescu AA, Svahn M, Gordh TE. Evaluation of the protein biomarkers and the analgesic response to systemic methylene blue in patients with refractory neuropathic pain: a double-blind, controlled study. J Pain Res. 2015;8:387-397. https://www.ncbi.nlm.nih.gov/pmc/articles/PMC4509536

[170] Roldan CJ, Chung M, Feng L, Bruera E.Methylene blue for the treatment of intractable pain from oral mucositis related to cancer treatment: an uncontrolled cohort. J Natl Compr Cane Netw. Published onlineJanuary 4, 2021:1-7. https://pubmed.ncbi.nlm.nih.gov/33395626

[171] Li X,Tang C, WangJ, et al. Methylene blue relieves the development of osteoarthritisby upregulating lncRNA MEG3. Exp Ther Med. 2018;15(4):3856-3864. https://www.ncbi.nlm.nih.gov/pmc/articles/PMC5863598

[172] Cohen N, Robinson D, Ben-Ezzer J, et al. Reduced NOlene blue. Acta Orthop Scand. 2000;71(6):630-636. https://pubmed.ncbi.nlm.nih.gov/11145393

[173] Pradhan AA, Bertels z,Akerman S. Targeted nitric oxide synthase inhibitors for migraine. Neurotherapeutics. 2018;15(2):391-401. https://www.ncbi.nlm.nih.gov/pmc/articles/PMC5935643

[174] Peng B, Pang X, Wu Y, Zhao C, Song X. A random ized placebo-controlled trial of intradiscal methylene blue injection for the treatment of chronic discogenic low back pain. Pain. 2010;149(1):124-129. https://pubmed.ncbi.nlm.nih.gov/20167430

[175] Surprisingly effective back pain injection: intradiscal methylene blue. Pain Science. 2010. Source: https://www.painscience.com/biblio/surprisingly-effective-backpain-injectionintradiscal-methylene-blue.html

[176] Glenn CL, Wang WY, Morris BJ. Different frequencies of inducible nitric oxide synthase genotypes in older hy pertensives. Hypertension. 1999;33(4):927-932. https://pubmed.ncbi.nlm.nih.gov/10205225

[177] Mungrue IN, Gros R, You X, et al. Cardiomycote overexpression of iNOS in mice results in peroxynitrite generation, heart block, and sudden death. J Clin Invest. 2002; 109(6):735-743. https://www.ncbi.nlm.nih.gov/pmc/articles/PMC150906

[178] Kim JH, Bugaj LJ, Oh YJ, et al. Arginase inhibition restores NOS coupling and reverses endothelial dys function and vascular stiffness in old rats.J Appl Physiol (1985). 2009;107(4):1249-1257.
https://pubmed.ncbi.nlm.nih.govI19661445

[179] Smith CJ, Santhanam L, Bruning RS, Stanhewicz A, Berkowitz DE, Holowatz LA. Upregulation of in ducible nitric oxide synthase contributes to attenuated cutaneous vasodilation in essential hypertensive hu mans. Hypertension. 2011;58(5):935-942.
https://pubmed.ncbi.nlm.nih.gov/21931069

[180] Van der Loo B, Labugger R, Skepper JN, et al. Enhanced peroxynitrite formation is associated with vascular aging. J Exp Med. 2000;192(12):1731-1744.
https://pubmed.ncbi.nlm.nih.gov/11120770

[181] Peluffo G, Radi R. Biochemistry of protein tyrosine nitration in cardiovascular pathology. Cardiovasc Res. 2007;75(2):291-302.
https://pubmed.ncbi.nlm.nih.gov/17544386

[182] Santhanam L, Lim HK, Lim HK, et al. Inducible NO synthase dependent S-nitrosylationand activa tion of arginase1 contribute to age-related endothelial dysfunction. Circ Res. 2007;101(7):692-702.
https://pubmed.ncbi.nlm.nih.gov/17704205

[183] Lomniczi A, Cebral E, Canteros G, Mccann SM, Rettori V. Methylene blue inhibits the increase of inducible nitric oxide synthase activity induced by stress and lipopolysac charide in the medial basal hypothalamus of rats. Neu roimmunomodulation. 2000;8(3):122-127.
https://pubmed.ncbi.nlm.nih.gov/11124577

[184] Mccann SM, Mastronardi C, de Laurentiis A, Rettori V. The nitric oxide theory of aging revis ited. Ann NY Acad Sci. 2005;1057:64-84. https://pubmed.ncbi.nlm.nih.gov/16399888

[185] Plumb B, Parker A, Wong P. Feeling blue with metformin associated lactic acidosis. BMJ Case Rep. 2013;2013. https://pubmed.ncbi.nlm.nih.gov/23456165

[186] Duicu OM, Privistirescu A, Wolf A, et al. Methylene blue improves mitochondrial respiration and decreases oxidative stress in a substrate-dependent manner in diabetic rat hearts. Can J Physiol Pharmacol. 2017;95(11):1376-1382. https://pubmed.ncbi.nlm.nih.gov/28738167

[187] Highet DM, West ES. The effect of methylene blue in preventing alloxan diabetes and in lowering the blood sugar of alloxan-diabetic rats.J Biol Chem. 1949;178(1):521. https://pubmed.ncbi.nlm.nih.gov/18112136

[188] Hao J, Zhang H, Yu J, Chen X, Yang L. Methylene blue attenuates diabetic retinopathy by inhibiting nlrp3 inflammasome activation in stz-induced diabetic rats. Ocul Immunol Inflamm. 2019;27(5):836-843. https://pubmed.ncbi.nlm.nih.gov/29608341

[189] Highet DM, West ES. The effect of methylene blue in preventing alloxan diabetes and in lowering the blood sugar of alloxan-diabetic rats.J Biol Chem. 1949;178(1):521. https://pubmed.ncbi.nlm.nih.gov/18112136

[190] Vander Heiden MG, Cantley LC, Thompson CB. Under standing the warburg effect: the metabolic requirements of cell proliferation.Science. 2009;324(5930):1029-1033. https://www.ncbi.nlm.nih.gov/pmc/articles/PMC2849637

[191] Israel BA, Schaeffer WI. Cytoplasmic suppression of

malignancy. In Vitro Cell Dev Biol. 1987;23(9):627-632.
https://pubmed.ncbi.nlm.nih.gov/3654482

[192] Milo GE, Shuler CF, Lee H, Casto BC. A conundrum in molecular toxicology: molecular and biological changes during neoplastic transformationof human cells. Cell Biol Toxicol. l 995;11(6):329-345.
https://pubmed.ncbi.nlm.nih.gov/8788209

[193] Gallo O, Masini E, Morbidelli L, et al. Role of nitric oxide in angiogenesis and tumor progression in head and neck cancer.J Natl Cancer Inst. L 998;90(8):587-596.
https://pubmed.ncbi.nlm.nih.gov/9554441

[194] Dillekas H, Rogers MS, Straume 0. Are 90% of deaths from cancer caused by metastases? Cancer Medicine. 2019;8(12):55 74-5576.
https://onlinelibrary.wiley.com/doi/full/10.1002/cam4.2474

[195] Vidal MJ, Zocchi MR, Poggi A, Pellagatta F,Chierchia SL. In volvement of nitric oxide in tumor cell adhesion to cytokine activated endothelial cells. Eur PMC. 1992. Source:
http://europepmc.org/article/MED/1282956

[196] Barron ESG.The catalytic effect of methylene blue on the oxygen consumption of tumors and normal tissues.
https://core.ac.uk/reader/7832690

[197] Dos Santos AF, Terra LF, Wailemann RAM, et al. Methylene blue photodynamic therapy induces selective and massive cell death in human breast cancer cells. BMC Cancer. 201 7;17(1):194.
https://bmccancer.biomedcentral.com/articles/10.1186/s12885-017-3179-7

[198] Dong DW, Srinivasan S, Gu.ha M, Avadhani NG.

Defects in cytochrome c oxidase expression induce a metabolic shift to glycolysis and carcinogenesis. Genom Data. 2015;6:99-1O7. https://pubmed.ncbi.nlm.nih.gov/26697345

[199] Salehpour F, MahmoudiJ, Kamari F, Sadigh-Eteghad S, Rasta SH, Hamblin MR. Brain photobiomodulation therapy: a narrative review. Mol Neurobiol. 2018;55(8):6601-6636. https://pubmed.ncbi.nlm.nih.gov/29327206

[200] Tardivo JP, Del Giglio A, de Oliveira CS, et al. Methylene blue in photodynamic therapy: From basic mechanisms to clinical applications. Photodi agnosis Photodyn Ther. 2005;2(3):175-191. https://pubmed.ncbi.nlm.nih.gov/25048768

Metyleenisiniakku

[201] Kosswattaarachchi AM, Cook TR. Repurposing the industrial dye methylene blue as an active component for redox flow batteries. ChemElectroChem. 2018;5(22):3437-3442. https://chemistry-europe.onlinelibrary.wiley.com/doi/abs/10.10 02/celc.201801097

[202] This bright blue dye is found in fabric. Could it also power batteries? University at Buffalo. 2018. Charlotte Hsu. Source: http://www.buffalo.edu/news/releases/2018/08/026.html

Metyleenisininen eläimille

[203] Methylene blue - Veterinary Systemic. The US Pharmacopeial Convention. 2008. Source: https://cdn.ymaws.com/www.aavpt.org/resource/resmgr/impor ted/methyleneBlue.pdf

[204] Pereira LM, Vigato-Ferreira IC, DE Luca G, Bronzon

DA Costa CM, Yatsuda AP. Evaluation of methylene blue, pyrimethamine and its combination on an in vitro Neospora caninum model. Parasitology. 2017;144(6):827-833. https://pubmed.ncbi.nlm.nih.gov/28073383

[205] Van Dijks, Lobsteyn AJ, Wensing T, Breukink HJ. Treatment of nitrate intoxication in a cow. Vet Rec. 1983;112(12):272-274. https://pubmed.ncbi.nlm.nih.gov/6845603

[206] Sellera FP, Gargano RG, Dos Anjos C, da Silva Baptista M, Ribeiro MS, Pogliani FC. Methylene blue-mediated antimi crobial photodynamic therapy: A novel strategy for digital dermatitis-associatedsole ulcer in a cow - A case report. Photodiagnosis Photodyn Ther. 2018;24:121-122. https://pubmed.ncbi.nlm.nih.gov/30217667

[207] Jaffey JA, Harmon MR, Villani NA, et al. Long-term treatment with methylene blue in a dog with hereditary methemoglobinemia caused by cytochrome b5 reduc tase deficiency. Journal of Veterinary Internal Medicine. 2017;31(6):1860-1865. https://onlinelibrary.wiley.com/doi/10.1111/jvim.14843

[208] Rumbeiha WK, Oehme FW. Methylene blue can be used to treat methemoglobinemia in cats without inducing Heinz body hemolytic anemia. Vet Hum Toxicol. 199 2;34(2):120-122. https://pubmed.ncbi.nlm.nih.gov/1509670

Metyleenisinisen hankinta

[209] Ginimuge PR, Jyothi SD. Methylene blue: revisited. J Anaesthesiol Clin Pharmacol. 2010;26(4):517-520. https://www.ncbi.nlm.nih.gov/pmc/articles/PMC3087269

[210] Rojas JC, Bruchey AK, Gonzalez-Lima F. Neurometabolic mechanisms for memory enhancement and

neuroprotection of methylene blue. Prog Neurobiol. 2012;96(1):32-45.
https://www.ncbi.nlm.nih.gov/pmc/articles/PMC3265679

[211] Kamat JP, Devasagayam TP.Methylene blue plus light-induced lipid peroxidation in rat liver rnicrosomes: inhibition by nicotinamide (Vitamin b3) and other an tioxidants. Chem Biol Interact. 1996;99(1-3):1-16.
https://pubmed.ncbi.nlm.nih.gov/8620561

[212] Rojas JC, Bruchey AK, Gonzalez-Lima F. Neurometabolic mechanisms for memory enhancement and neuroprotection of methylene blue. Prog Neurobiol. 2012;96(1):32-45.
https://www.ncbi.nlm.nih.gov/pmc/articles/PMC3265679

[213] Ng BKW, Cameron AJD. The role of methylene blue in serotonin syndrome: a systematic review. Psychosomatics. 2010;51(3):194-200.
https://pubmed.ncbi.nlm.nih.gov/20484716

[214] Oz M, Lorke DE, Petroianu GA. Methy lene blue and Alzheimer's disease. Biochem Pharmacol. 2009;78(8):927-932. https://pubmed.ncbi.nlm.nih.gov/19433072

[215] Methylene Blue. Maryland Poison Center. February 2015. Source:
https://www.mdpoison.com/media/SOP/mdpoisoncom/ToxTidbits/2015/February%202015%20ToxTidbits.pdf

[216] Ginimuge PR, Jyothi SD. Methylene blue: revisited. J Anaesthesiol Clin Pharmacol. 2010;26(4):517-520.
https://www.ncbi.nlm.nih.gov/pmc/articles/PMC3087269